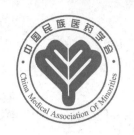

团 体 标 准

T/CMAM T1—T18—2019

土家医医疗技术操作规范

2019-12-30 发布　　　　　　　　　　　　　　　2020-06-30 实施

中国民族医药学会　发布

图书在版编目（CIP）数据

土家医医疗技术操作规范 / 中国民族医药学会编著.—北京：中国中医药出版社，2020.6
（中国民族医药学会标准）
ISBN 978-7-5132-5954-5

Ⅰ.①土⋯ Ⅱ.①中⋯ Ⅲ.①少数民族—民族医学—医疗卫生服务—技术操作规程—中国 Ⅳ.①R29-65

中国版本图书馆 CIP 数据核字（2019）第 279171 号

中国民族医药学会
土家医医疗技术操作规范

*

中国中医药出版社出版
北京经济技术开发区科创十三街 31 号院二区 8 号楼
邮政编码 100176
网址 www.cptcm.com
传真 010-64405750
廊坊市祥丰印刷有限公司印刷
各地新华书店经销

*

开本 880×1230 1/16 印张 6.75 字数 196 千字
2020 年 6 月第 1 版 2020 年 6 月第 1 次印刷

*

书号 ISBN 978-7-5132-5954-5 定价 69.00 元

*

社 长 热 线 010-64405720
购 书 热 线 010-89535836
维 权 打 假 010-64405753

微信服务号 zgzyycbs
微商城网址 https://kdt.im/LIdUGr
官方微博 http://e.weibo.com/cptcm
天猫旗舰店网址 https://zgzyycbs.tmall.com

如有印装质量问题请与本社出版部联系（010-64405510）
版权专有 侵权必究

目　次

T/CMAM T1—2019	土家医医疗技术操作规范	土家医提风（波立日尔书底底艺）技术 …………… 5
T/CMAM T2—2019	土家医医疗技术操作规范	土家医雷火神针（嘿他泽安额阿艺）技术 ………… 9
T/CMAM T3—2019	土家医医疗技术操作规范	土家医针挑（安额阿挑艺）技术 …………………… 15
T/CMAM T4—2019	土家医医疗技术操作规范	土家医扑灰碗（切被不次砍艺）技术 ……………… 19
T/CMAM T5—2019	土家医医疗技术操作规范	土家医烧灯火（特也特米务艺）技术 ……………… 23
T/CMAM T6—2019	土家医医疗技术操作规范	土家医酒火（日尔米艺）技术 ……………………… 29
T/CMAM T7—2019	土家医医疗技术操作规范	土家医斗榫（声头途艺）技术 ……………………… 33
T/CMAM T8—2019	土家医医疗技术操作规范	土家医接骨（鲁嘎阿纳艺）技术 …………………… 37
T/CMAM T9—2019	土家医医疗技术操作规范	土家医蛋滚（日阿列右俣诊业细）技术 …………… 43
T/CMAM T10—2019	土家医医疗技术操作规范	土家医药筒滚熨（色提壳古俣踏捏西）技术 …… 49
T/CMAM T11—2019	土家医医疗技术操作规范	土家医泡脚（及爬泽补诊业细）技术 ……………… 55
T/CMAM T12—2019	土家医医疗技术操作规范	土家医烧艾（克尔思务诊业细）技术 ……………… 61
T/CMAM T13—2019	土家医医疗技术操作规范	土家医推油火（米色堤别诊业细）技术 …………… 69
T/CMAM T14—2019	土家医医疗技术操作规范	土家医放痧（不实补六诊业细）技术 ……………… 75
T/CMAM T15—2019	土家医医疗技术操作规范	土家医小儿推抹（波立是别诊聂细）技术 ……… 81
T/CMAM T16—2019	土家医医疗技术操作规范 土家医翻背掐筋（坡尔体克尔阿汝筋克欤尺诊业拉）技术 ……………… 87	
T/CMAM T17—2019	土家医医疗技术操作规范	土家医扯罐（米梯苦哈诊业细）技术 ……………… 93
T/CMAM T18—2019	土家医医疗技术操作规范	土家医放血（摸也坡诊业细）技术 ………………… 99

引 言

少数民族医药是我国传统医药和优秀民族文化的重要组成部分，具有鲜明的民族性、地域性和传承性，在民族聚居地区有着深厚的群众基础，深受本民族人民信赖与认同，为保障人民健康、促进经济社会发展发挥着重要作用。促进少数民族医药事业发展事关深化医药卫生体制改革、尊重民族情感、传承民族文化、增强民族团结的大局。党中央、国务院高度重视少数民族医药事业发展，印发《"健康中国2030"规划纲要》《中医药发展战略规划纲要（2016—2030年）》和《"十三五"促进民族地区和人口较少民族发展规划》等文件，着眼推进健康中国建设，提出了一系列事关民族地区和少数民族医药发展的长远性、全局性举措。《中华人民共和国中医药法》明确提出"国家采取措施，加大对少数民族医药传承创新、应用发展和人才培养的扶持力度，加强少数民族医疗机构和医师队伍建设，促进和规范少数民族医药事业发展"。

推动少数民族医药特色技术整理和推广工作，保护和传承少数民族医药特色技术，为少数民族医医疗机构和少数民族医特色专科提升服务，促进少数民族医药特色技术在基层医疗卫生机构推广应用，提高基层诊疗机构少数民族医药服务能力，既是各族群众日益增长的健康需求，也是维护人民群众基本健康权益，解决各族群众最关心、最直接、最现实的民生问题，更是推进健康中国建设，造福广大人民群众的有力手段。

2017年、2018年先后接到国家中医药管理局医政司"民族医诊疗技术规范制修订"和"少数民族医药特色技术整理规范"项目任务后，中国民族医药学会组织相关分会专家对上报的技术从安全、有效、规范、经济、符合伦理等角度反复论证，最终由中医专家进行内容审查，整理出藏医、蒙医、傣医、哈萨克医、土家医等第一批53个少数民族医诊疗技术操作规范，并通过中国民族医药学会标准化技术委员会审定，予以发布。

此标准的编写与出版，先后得到了国家中医药管理局医政司、中国民族医药学会各标准化研究推广基地（西藏自治区藏医院、青海省藏医院、内蒙古国际蒙医医院、西双版纳州傣医医院、新疆阿勒泰地区哈萨克医医院、湘西土家族苗族自治州民族中医院、湘西土家族苗族自治州民族医药研究所）和相关专家王麟鹏、雷仲民、林谦、付国兵的参与和大力支持，并付出了艰辛劳动，对此，谨致以诚挚敬意和衷心感谢。

中国民族医药学会
2020年1月

前　言

《土家医医疗技术规范》(以下简称《规范》)草案包括提风技术、雷火神针技术、针挑技术、扑灰碗技术、烧灯火技术、酒火技术、斗榫技术、接骨技术、蛋滚技术、药筒滚熨技术、泡脚技术、烧艾技术、推油火技术、放瘀技术、小儿推抹技术、翻背掐筋技术、扯罐技术、放血技术等18种土家医医疗技术规范。

本《规范》由中国民族医药学会提出并发布。

本《规范》由国家中医药标准化技术委员会归口指导。

本《规范》管理单位为湖南省中医药管理局，中国民族医药学会土家医药标准化研究基地[湖南省民族中医医院（湘西土家族苗族自治州民族中医医院）]、湘西土家族苗族自治州民族医药研究所。

本《规范》起草单位：湖南省民族中医医院（湘西土家族苗族自治州民族中医医院）、湘西土家族苗族自治州民族医药研究所、湖南省永顺县中医院、湖南省龙山县水电骨伤科医院、湖南省永顺县民族医院。

本《规范》的修订、复核、论证、整理、上报人：田华咏、谭晓文、袁德培、李萍、彭芳胜、汪鋆植、万定荣。

本《规范》主要起草人：田华咏、谭晓文、田兰、马伯元、李萍、彭芳胜、田禹顺、吴成平、田柏贵、王鹏、向洪彪、彭平、侯启年。

《提风技术等18种土家医医疗技术规范》是由中国民族医药学会立项的土家医药标准化研究项目，是指导土家医临床医疗的技术规范文件。本《规范》为土家医临床医师提供治疗疾病的提风技术、雷火神针、针挑技术、扑灰碗技术、烧灯火技术、酒火技术、斗榫技术、接骨技术、蛋滚技术、药筒滚熨技术、泡脚技术、烧艾技术、推油火技术、放瘀技术、小儿推抹技术、翻背掐筋技术、扯罐技术、放血技术等土家医医疗技术操作规范与方法，规范其临床医疗行为，提高土家医临床医疗水平与科研教学水平。本《规范》体现土家医传统医疗技术的简、便、效、廉的特点，可操作性强，具有指导性与实用性，适用于土家医医疗、教学、科研及相关管理人员，可作为临床医疗技术规范和质量控制的主要参考依据。

本《规范》自2014年9月启动以来，来自湘西自治州民族中医院、湘西自治州民族医药研究所、湖南省永顺县中医院、湖南省龙山县水电骨伤科医院、湖南省龙山县民族骨伤科医院，以及湖南省永顺县石堤镇润寿堂土家医诊所、湖南省古丈县玉壶堂土家医馆、湖南省吉首市乾州土家医馆等10余家医院及土家医诊所的50余名土家医专家、临床医师及专业技术人员，分别负责起草医疗技术规范，每组负责起草1个或几个土家医医疗技术的制修订工作。《规范》编制的技术方法与体例，参照中国民族医药学会提供的医疗技术规范文本的体例进行编写。

本《规范》编制经过四个阶段。第一阶段（2014年9～12月）：遴选土家医医疗技术，在30多种土家医特色传统疗法中筛选，对"民间常用，操作简便，安全有效"的传统疗法进行疗效与安全性评价，从中选出提风疗法等8种土家医医疗技术，作为第一批技术规范进行研究与编制，审核上报中国民族医药学会。第二阶段（2017年1～6月）：组织专家分别研究与起草第二批土家医医疗技术规范文本。2017年7～9月，将起草好的10个土家医医疗技术规范在土家医中广泛征求意见。2017年10月，在中国民族医药学会主办的全国土家医药标准化技术培训班上公开征求意见，组织与会专家论证。第三阶段（2017年10～12月），在广泛征求意见的基础上进行修改，并经中国民族医药学会土家医药分会标准化技术委员会专家审定，报中国民族医药学会。第四阶段（2018年6～7月），2018年6月12日，中国民族医药学会在北京召开民族医医疗技术专家论证会，对18种土家医医疗技术规范进行论证。会后根据专家意见再次组织修改。最后，由中国民族医药学会土家医药分会组织土家医药分会标准化委员会专家进行审定，上报中国民族医药学会。

本《规范》得到中国民族医药学会、中国民族医药学会土家医药分会、湖南省中医药管理局、湖南省湘西土家族苗族自治州卫生与健康委员会领导的重视与支持，相关专家对《规范》提出许多建议与宝贵意见，特此致谢！

团 体 标 准

T/CMAM T1—2019

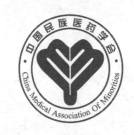

土家医医疗技术操作规范
土家医提风（波立日尔书底底艺）技术

2019-12-30 发布　　　　　　　　　　　　2020-06-30 实施

中国民族医药学会　发布

土家医医疗技术操作规范 土家医提风（波立日尔书底底艺）技术

1 术语和定义

土家医提风（波立日尔书底底艺，box lir ref sux dix dir yl）技术，是用土家药敷贴于肚脐上，通过药物熨脐，以温"中元"之脏器，和畅筋脉，使精、气、血布输于机体，调整或改善"三元"脏器功能，祛除"中元"的风气之邪，以达到治疗"中元"疾病的一种土家医传统外治法。

2 范围

主要用于小儿疾病的治疗。

3 常用器具及基本操作方法

3.1 材料准备

药物：大路边黄、小路边黄、地三甲、熟幽子（小儿走胎、停食病处方）。

辅助材料：鸡蛋、桐油。

治疗部位：患者肚脐处。

3.2 操作方法

3.2.1 鲜药使用方法

鲜品（洗净）放入擂钵中擂烂。鲜鸡蛋1个，煮熟，去壳。用刀切除1/3，去掉蛋黄。用白纸制一个漏斗形的纸筒，如铅笔体大。纸筒漏斗朝上，滴入桐油15～20滴，然后将漏斗纸筒封闭。点燃油纸筒，将加热的桐油缓慢地滴入蛋孔中的药物上，待桐油浸入药物后，灭掉油纸筒火。然后术者用手指触摸蛋孔内的药物表层，待温度适宜（约40℃）后，将蛋药紧贴肚脐上30分钟即可。半岁以上小儿敷贴时间可适当延长10分钟。敷贴后，嘱患儿陪护人用手固定好药蛋，以免滑落。每日1次，3次为1个疗程。

3.2.2 干品使用方法

大路边黄、小路边黄、地三甲、熟幽子干品，研末备用。用干品6～9g，用吃剩的米饭调和，用桐油将药饭炒热，术者用手将饭捏制成一个小杨梅一样大的饭团，温度37～40℃，外敷在肚脐处，用纱布包扎固定，保留6～8小时。每日1次，连敷3次。

4 常见病操作技术

4.1 小儿走胎

4.1.1 概述

土家医小儿走胎多为喂养不当、乳食不节而使事物停滞在胃肠，损伤中元之气，水谷精微不能吸收所致营养不良。临床表现为面黄肌瘦，肤无光泽，毛发稀少，青筋暴露，腹大如鼓，或消瘦、腹凹如舟，体倦无力，食欲不振，心烦口渴，大便不调，尿清长或如米泔样等症状。土家医对病程初期症状较轻的患儿，称为"停食证"或"隔食证"。而对病程较长、形体消瘦如猴、呈老人貌、腹凹如舟、精神萎靡、啼哭无力的患儿则称为"走猴胎"。土家医所称的"停食证"或"隔食证"，相当于中医"疳证"中的"疳气证"；"走猴胎"，相当于中医疳证的"干疳证"。

4.1.2 治则治法

消积导滞，健脾和胃，益气补血。

4.1.3 操作方法
4.1.3.1 鲜药治疗技术

药物可用大路边黄 5g，小路边黄 5g，地三甲 5g，熟幽子 3g，鲜鸡蛋 1 个，桐油适量。将鲜药洗净，切碎捣烂备用。鲜鸡蛋放入水中煮熟，去壳，用刀切去 1/3，取出蛋黄，将药物放入蛋孔中（平蛋孔面）。后用加热的桐油滴入蛋孔药物中 20～30 滴，温度约 40℃。将药蛋面敷入小儿肚脐上固定，置留 20 分钟。药蛋取出后，用卫生纸轻拭干净肚脐上的药渣。术者用拇指轻按揉肚脐 3 分钟。

4.1.3.2 干药治疗技术

以上药物组方中除去鸡蛋，备适量米饭。将上述四味药物焙干，混合共研末备用。取药末 6g，放入米饭中调匀，将药饭放入锅中加桐油适量炒热后，捏成小杨梅大小饭团，温度 37～40℃，贴敷在患儿肚脐处，用纱布或创可贴固定，置留 6 小时。每日 1 次，连敷 3 次。注意药蛋或药饭外敷时，控制好温度，防止烫伤患儿皮肤。

4.2 小儿屙稀
4.2.1 概述

小儿屙稀是指小儿因内伤乳食或外感毒邪（主要指风寒湿邪气）所致的大便次数增多的病证。本病相当于中医的"小儿泄泻"，或西医的"小儿腹泻"。

4.2.2 治则治法

消食止泻，调养元气。

4.2.3 处方

三月泡尖 3g，三颗针叶 3g，龙船泡尖 3g，乌泡尖 3g，鲜鸡蛋 1 个，桐油适量。

4.2.4 操作方法

将鲜药洗净，切碎捣烂备用。鲜鸡蛋煮熟去壳，用刀切去熟鸡蛋 1/3，挖出蛋黄，将药物装入蛋孔中，使桐油加热后滴入（15～20 滴）药内的药面上，术者用拇指指腹部在蛋药面测试温度，大约在 40℃，将药鸡蛋面敷于小儿肚脐上，置留 20 分钟。每日 1 次，连续 3 次。

5 禁忌证

有皮肤过敏、肚脐周围有炎症及糜烂渗出性皮肤病者禁用。

6 注意事项

a）治疗场所应清洁、安静，治疗室温度以 24℃ 左右为宜。冬天寒冷时，有条件的可在空调房进行。农村可在火炉或电炉边实施提风疗法，以防寒冷引起患儿着凉、感冒。

b）在为患儿实施提风疗法时，陪护者可用手敷贴药蛋使其固定，以防患儿因哭闹将敷贴药蛋用手抓落或滑脱。

c）鲜药应先洗净，后捣烂，以防鲜药因不干净而引起皮肤过敏或感染。

d）小儿肚脐及皮肤娇嫩，药量一般宜小，敷贴时间不宜过长。鲜品敷贴一般为 30 分钟，干品敷贴一般以 6～8 小时为宜。

e）小儿如有皮肤过敏，或腹部皮肤破损、生疮者，不宜药物敷贴。

f）在敷贴药蛋时，注意药蛋的温度，切记勿伤小儿肚脐皮肤。敷贴前，术者应用拇指测试药蛋的温度，以 37～40℃ 为宜。

7 异常情况及处理措施

a）出现皮肤过敏者，应停止药物外敷。如出现皮肤瘙痒者，可用抗过敏药物治疗。

b）小儿如出现局部皮肤灼伤时，要注意保持创面清洁，防止感染。

团体标准

T/CMAM T2—2019

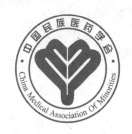

土家医医疗技术操作规范
土家医雷火神针（嘿他泽安额阿艺）技术

2019-12-30 发布　　　　　　　　　　　　　　　　2020-06-30 实施

中国民族医药学会 发布

土家医医疗技术操作规范 土家医雷火神针（嘿他泽安额阿艺）技术

1 术语和定义

土家医雷火神针（嘿他泽安额阿艺，mef tax cer anx ng ax yl）技术，是在中医雷火神针、太乙神针的基础上改进、创新的一种新的外治技术。其特点是集针刺、热疗、药物超导三位一体，具有较好临床疗效的土家医外治技术。

此技术具有通经活络、散瘀止痛、祛湿通节、消肿散结等功效。

2 范围

适用于风湿痹证、肩周炎、冷骨风等病证。

3 术前准备及基本操作方法

3.1 环境及材料

3.1.1 环境要求

治疗室一间 $10\sim20m^2$，适用于每次 3 人使用。如治疗人数多，则适当增加面积。要求室内通风干燥，温度以 $24\sim26℃$ 为宜，有条件者配空调设备。室内应有配套治疗床、桌椅、开水壶、柜、灭火器、污物桶、消毒卫生纸、一次性口杯等。

3.1.2 材料准备

雷火神针、桐油、消毒治疗巾、电热锅或电炉、酒精灯、盛油碗、装针袋、不干胶纸（写姓名用）。

3.2 雷火神针制作

3.2.1 主要药物

滚山珠、麝香、活节草、巴岩香、满山香、冰片。

3.2.2 制作方法

由操作杆、银质针、药包组成，如椭圆形。操作杆长 20cm，分针座和手柄两部分，特制的银针装在针座上。药包外层为青棉布，中央为药粉和艾绒，药包套在针上，针在药包中央，针尖与药包外层平齐，药包固定在针座上。

3.3 治疗部位

一般为腰背部、四肢关节、颈椎、病痛部位及相应穴位。

3.4 治疗方法

治疗部位上用 75% 酒精消毒，铺棉布治疗巾。神针在火上烧热，或在锅内加温到 100℃ 时，将神针头部蘸热油后开始针刺。先在一个部位针刺一遍（皮内），捶打 10 遍，反复 7 次，共 $5\sim10$ 分钟，然后再针刺另一个部位。通常一次治疗 3 个部位，最多不超过 5 个部位。如病变部位多，每日可交替针刺治疗。治疗完成后，待针凉，放到针盒内。取下治疗巾，用干净卫生纸擦去皮肤上桐油，穿好衣裤，喝一杯温热水，休息 $15\sim30$ 分钟后再离开治疗室。

3.5 治疗次数和疗程

每日 1 次，7 天为 1 个疗程，$1\sim3$ 个疗程为 1 个周期。下 1 个周期治疗要间隔 $10\sim15$ 天。

4 常见病操作技术

4.1 风湿痛

4.1.1 概述

风湿痛是由风寒湿邪气入侵人体，滞留筋脉及奴嘎（骨头），致气血运行不畅，以全身榫头（关节）呈游走性红、肿、痛为临床主要表现。本病相当于中医的"风湿痹证"及西医的"风湿性关节炎"。

4.1.2 治则治法

祛风除湿，散寒通络。

4.1.3 处方

四两麻 50g，威灵仙 50g，淫羊藿 50g，松节 50g，三角枫 50g，五角枫 50g，苞谷酒（50度以上）1000g。将上述药物切碎后装入瓷罐或瓦罐内，用苞谷酒浸泡 10 日，备用。

4.1.4 操作方法

患者取坐位或卧位，依据患病部位选择适宜体位。药酒过滤，去渣后装入治疗碗中，加热至 50℃备用。患处铺治疗巾，神针搋醮加热药酒后开始叩击患处，针尖面垂直叩击一遍，用神针侧面搋打 10 遍。如此反复 7 次，约 10 分钟，每次治疗部位为 2～3 个。治疗完毕后，用卫生纸擦去皮肤上的药酒渍，穿好衣或裤。嘱患者喝一杯温开水，休息 10 分钟。

4.2 肩膀痛

4.2.1 概述

肩膀痛多由风邪所致，以肩膀骨周围疼痛、肩膀骨节活动障碍为主要临床症状，土家医又称"肩膀冷骨风"或"骨节风病"。中医病名较多，因睡眠时肩膀受凉引起，称"漏肩风""冻结肩"。本病多发于 50 岁左右中年人，故又称"五十肩"，相当西医"肩关节周围炎"，简称"肩周炎"。

4.2.2 治则治法

祛风除湿，活血通络止痛。

4.2.3 处方

三百棒 100g，四两麻 50g，马蹄香 50g，茗叶细辛 50g，千锤打 50g，灵仙根 50g，八角枫根 500g，苞谷酒 1000g（50度以上）。将药物切碎，装入瓷罐或玻璃罐内，用苞谷酒浸泡 10 日，去药渣备用。

4.2.4 操作方法

患者取坐位，将治疗巾盖在患处。药酒加热至 50℃，神针蘸药酒，用针尖面叩击患处。针刺一遍，搋打 10 遍，如此反复 7 次，约 10 分钟。治疗完毕后，用卫生纸擦去皮肤上的药酒渍，穿好衣裤。嘱患者喝一杯温开水，休息 10 分钟。

5 禁忌证

心脏病、高血压、脑血管病、精神病、血液病、肝肾功能异常、发热、皮肤感染、高度皮肤过敏、孕妇及产褥期等患者禁用。

6 注意事项

a）患者最佳年龄为 20～65 岁。根据患者体质，可适当放宽至 16～70 岁。

b）严格掌握适应证，治疗病种以辨证属寒瘀证为主。患者病变部位多有冷、痛、麻、木、痒感觉。

c）治疗前，术者要仔细检查雷火神针器具，如针与药锤是否固定紧、针尖不能外露在药锤表面及药锤是否包扎紧，以避免松弛后热油滴在患者皮肤上而灼伤。

d）严格按照操作规范治疗，熟练掌握手法和操作程序，严防水珠滴入高温桐油中，溢出烫伤操作人员和患者,要求加热设备离患者 1m 以外。神针第一次在高温油中加热消毒后取出,待温度降至 40～50℃时开始治疗,避免烫伤患者皮肤。

7 异常情况及处理措施

7.1 总原则

患者可能出现晕针、药物过敏、局部感染或烫伤、医源性感染等不良反应。可用的急救用药品器材及食品有肾上腺素、一次性注射器、络合碘、消毒棉签、湿润烧伤膏及白砂糖。

7.2 具体情况

7.2.1 晕针

晕针多与过饱、过饥、恐惧、疲劳等因素有关,患者在治疗前应休息数分钟。如过饥,应在稍进食后治疗;如过饱,应待食消后治疗;如疲劳,应休息,待疲劳解除后治疗;如出现恐惧,应在治疗前做好解释工作,待紧张情绪消除后治疗。发现晕针时,应即刻停止治疗,平卧休息,给予热糖水;重者,可按压人中穴、合谷穴。

7.2.2 皮肤药物过敏

过敏多与患者体质有关,事前常无法判断,如出现皮肤过敏,术者应停止治疗,可在局部涂肤轻松软膏,重者可口服抗过敏药。

7.2.3 皮肤感染

感染多由针刺部位原有感染灶或周围有皮肤感染,或治疗后患者不注意个人卫生所致。应在治疗前检查治疗部位及周围皮肤,发现有疮、疖、痈、疔者暂不治疗。可给予抗生素或中药清热解毒药物内服、外敷。

7.2.4 局部烫伤

烫伤多由术者操作不当所致。其预防方法:一是针加热后应冷却到不超过 50℃时使用;二是治疗时,桐油不能使用过多,防溢出滴在皮肤上;三是加热时,加热工具应远离患者,医者要小心操作,避免燃烧和油碗倾斜而烫伤自己。如出现轻度小面积烫伤时,可外涂烫伤膏,重者可请专科医生治疗。

7.2.5 医源性感染

多由一针多人使用,消毒不严所致。应做到常规消毒,一人一针。可针对不同病原菌选择正确方法治疗。

团 体 标 准

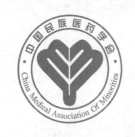

T/CMAM T3—2019

土家医医疗技术操作规范
土家医针挑（安额阿挑艺）技术

2019-12-30 发布　　　　　　　　　　　　　　　2020-06-30 实施

中国民族医药学会 发布

土家医医疗技术操作规范 土家医针挑（安额阿挑艺）技术

1 术语和定义

土家医针挑（安额阿挑艺 anx ng ax tiaox yl）技术，又称"挑刺疗法"，是一种用特制针或大号针（缝衣针）在疼痛反应点挑破浅层皮肤异常点或挑出皮下纤维物，以达到治疗疾病的一种土家医传统技术。中医称为"挑治疗法"，又称"挑针疗法""截根疗法"。

此技术具有活血通络、止痛、祛风散寒功效。

2 范围

适用于肩周炎、小儿走胎、神经性头痛及腰腿痛等病证。

3 常用器具及基本操作方法

3.1 常用器具

三棱针或不锈钢缝衣针（以 5～8cm 长为宜）。酒精、2% 碘酒或络合碘，灭菌橡胶手套、消毒纱布或创可贴、胶布等。

3.2 操作方法

a）针挑部位有针挑点（反应点）、疹点（其特点是粟粒大、苍白或红色、压之不褪色）、皮下结节或硬节、压痛点及其质地粗糙的丘疹。其中反应点都分布于与疾病相关的区域。如支气管炎、哮喘、麦粒肿、肩周炎等多分布在肩胛区，前列腺、肛肠疾病多分布于腰骶部，肝、脾、胃部疾病多分布于骶上区至肩胛上区域。

b）选择针挑点（反应点）或穴位，用 2% 碘酒、75% 酒精进行常规皮肤消毒。

c）术者用右手拇指、食指、中指三指握距针尖 3～4cm 处。针尖与皮肤呈 30° 角，先挑破表皮，后挑真皮，再到皮下纤维，将皮下纤维挑断；或用手术刀将其切断。挑完后，用 75% 酒精消毒针挑点。上覆盖消毒敷料，用胶布固定或创可贴固定。

3.3 主要技法

3.3.1 针挑断筋法

术者用针将皮下纤维（土家医称"筋"）挑断的方法，也称"挑刺断筋法"。

3.3.2 针挑出血法

术者用针尖对准患处红肿坚硬处，快针轻刺，以局部针刺点渗血为度，称为"针挑出血法"。

3.3.3 针挑颗粒法

术者用针尖挑破患处，拨出白色颗粒，称为"针挑颗粒法"。

3.3.4 针刺挑液法

术者用针尖挑刺穴位，针口可出黏黄色液体（或者涕样液体），用指挤压可使液体尽出，以见血为度，称为"针刺挑液法"。此法主要用于小儿走胎病的治疗。

3.4 常见病挑刺治疗处方

肩周炎：选肩胛区反应点，配以颈夹脊至胸 2 夹脊穴。

小儿走胎（疳证）：四缝穴（又称"挑走胎疗法"）。

痔疮：背部、骶部疹点（又称"挑痔疗法"）。

麦粒肿：肩胛区疹点。

腰腿痛：腰 2～腰 4 夹脊穴配以委中穴。

马牙：牙床或牙龈上的白色粟点（又称"挑刺颗粒法"）。

4 常见病操作技术

4.1 肩膀痛（肩周炎）

4.1.1 治则治法

祛风散寒，活血通络，止痛。

4.1.2 针挑处方

肩胛区反应点，配以颈夹脊至胸 2 夹脊穴位。

4.1.3 操作方法

患者取坐位，术者站于患者背后。选择针挑点（反应点）或穴位，用2%碘酒、75%酒精进行常规皮肤消毒。用拇指、食指、中指握针，距针尖 3～4cm 处。针头与皮肤呈 30°角，先挑破表皮，后挑破真皮，再深入到皮下纤维，将皮下纤维挑断。挑完后，用 75%酒精消毒针挑点，后用消毒纱布覆盖或创可贴固定。

4.2 小儿走胎

4.2.1 治则治法

消积导滞，健脾和胃。

4.2.2 针挑处方

四缝穴（走胎穴）。

4.2.3 操作方法

患儿由成人抱住，术者面对患儿。选择针挑点四缝穴（走胎穴），用2%碘酒、75%酒精进行皮肤常规消毒。术者用消毒针尖挑刺四缝穴，施针创口出黏黄色液体或涕样液体，用手指挤压，使液体尽出，见血为度。针挑后，用 75%酒精消毒，用创可贴贴针刺处。

5 禁忌证

血友病、白血病、肝硬化以及有全身性出血倾向者；年老体弱者；孕妇、严重心脏病患者；婴幼儿（走胎患者除外）患者；急性传染病者等禁用。

6 注意事项

a）针挑所用器具要严格消毒，要求一人一针，以预防血液传播性疾病。

b）每次针挑反应点或穴位不宜过多，一般为 1～4 个点或穴位。

c）针挑时，注意询问患者有无头晕、心慌、恶心反应，并观察患者面部颜色是否有改变，以防发生晕针。

7 异常情况及处理措施

a）挑刺治疗中意外情况可偶见晕针、出血等反应。

b）发生晕针现象时，应立即停止治疗，嘱患者卧床休息，测血压、脉搏。可采用指压人中、合谷、中冲等穴位的方法。有低血压等严重现象者，用肾上腺素皮内注射。

c）针挑处有出血现象时，用压迫止血方法止血。

d）挑刺中断针，用手术钳夹取或行外科手术取出断针。

团 体 标 准

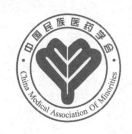

T/CMAM T4—2019

土家医医疗技术操作规范
土家医扑灰碗（切被不次砍艺）技术

2019-12-30 发布　　　　　　　　　　　　　　2020-06-30 实施

中国民族医药学会 发布

土家医医疗技术操作规范　土家医扑灰碗（切被不次砍艺）技术

1　术语和定义

土家医扑灰碗（切被不次砍艺，qier bif bur cif kanx yl）技术的方法，为用热草木灰或药末加热作为介质，装入中号碗内，用土家湿家机布（民间称土布）或湿巾将碗口包扎，热熨患处，借助药物及温度的物理作用，使气血筋脉流通，达到治疗疾病的一种传统技术。

2　范围

适用于风湿痹证、寒性腹痛、五更泻、妇女少腹冷痛等病证。

3　常用器具及基本操作方法

3.1　灰碗制作

3.1.1　材料

紫末灰（指燃烧后的热灰，温度70～80℃）或炒热药末250～300g；瓷碗（中号40cm×40cm）一只，家机布或毛巾一块（45cm×45cm）。

3.1.2　制作

热紫末灰或热药末盛于碗中（灰与碗口平），将家机布或毛巾在冷水中浸湿，用湿布盖在碗口上，将碗口包好。然后碗口倒扣过来，将湿布的四个边角打结固定好碗口，即为灰碗。

3.2　部位选择

寒性腹痛、腹泻，选择肚腹、胃脘部。寒性关节痛、腰腿痛，选择患处。

3.3　操作方法

患者平卧或仰卧，将灰碗湿布面平放在患者治疗部位。术者持碗在治疗部位从左至右、自上而下来回推动，推动频率为每分钟20次左右。治疗时间，每次15分钟。在治疗中，灰冷或家机布干了，应更换灰碗，继续治疗。每日1次，5次为1个疗程。

4　常见病操作技术

4.1　风湿病

4.1.1　概述

风湿病由风寒湿邪犯体，滞留筋脉奴嘎（骨头），气血运行不畅，以全身榫头（关节）呈游走性红、肿、疼痛为主要表现。相当于中医的"风湿痹证"及西医的"风湿性关节炎"。

4.1.2　治则治法

祛风除湿，散寒通络。

4.1.3　处方

散寒通经方：辣椒树兜100g，茄子树兜100g，干萝卜100g。将上药研末，炒热，装入灰碗内，碗口用湿布或湿毛巾包扎紧备用。

4.1.4　操作方法

患者平卧或仰卧，将灰碗湿布面平放在患者治疗部位。术者持碗熨敷痛处或所选治疗部位，灰冷即换。

4.2 寒性腹痛

4.2.1 概述
寒性腹痛是以寒气入内引起的腹部疼痛。其特点是热后即缓，冷寒加重。

4.2.2 治则治法
温经散寒。

4.2.3 处方
灶心土或千层泥200g，辣椒树兜100g。将灶心土或千层泥研成末，辣椒树兜切细研末，药末合匀炒热，制成灰碗备用。

4.2.4 操作方法
将热灰碗倒扣在患者腹部，术者用手推灰碗上下、左右移动，推敷15分钟，灰冷即换。1日1次，5次为1个疗程。

4.3 血瘀证

4.3.1 概述
血瘀证是外伤（跌打损伤）所致伤处瘀血，久而不散所致。土家医称"瘀血"，可见伤处青紫色，或肿胀、疼痛等症。

4.3.2 治则治法
活血散瘀，消肿止痛。

4.3.3 处方
消肿散瘀方：苞谷（玉米棒）200g，地榆200g，血余炭20g。

4.3.4 操作方法
将三药烧灰（存性），乘热装入灰碗中，盖好湿布（巾），固定碗口，热敷瘀肿处。1日1次，5次为1个疗程。

5 禁忌证
a）外感发热、小儿出疹子、腰带疮（带状疱疹）等病证禁用。
b）皮肤有炎症，如疱、疮、疖、流痰等热性疾病禁用。

6 注意事项
a）掌握好灰的温度，以不烫伤皮肤为宜。温度过低，达不到治疗效果。
b）注意灰碗口的湿布要捆紧，不要让热末灰外漏，避免烫伤皮肤。

7 异常情况及处理措施
如患者出现灼伤，应立即停止治疗，患处消毒，外敷烫伤药物，以预防感染。

团体标准

T/CMAM T5—2019

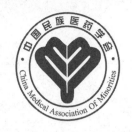

土家医医疗技术操作规范
土家医烧灯火（特也特米务艺）技术

2019-12-30 发布　　　　　　　　　　　2020-06-30 实施

中国民族医药学会　发布

土家医医疗技术操作规范 土家医烧灯火（特也特米务艺）技术

1 术语和定义

土家医烧灯火（特也特米务艺，tiex ter miv wuf yl）技术，是用干灯心草蘸香油燃着后，灸灼患处或穴位，以治疗疾病的一种传统外治技术。

烧灯火技术具有活血通络、止痛解痉、排毒等功效。

2 分类

土家医烧灯火技术，又分直接和间接两种疗法。烧灯火技术是土家族民间应用较为普遍的一种传统外治方法，其特点为取材容易、操作简便，且临床疗效较好。

3 范围

适用于小儿走胎、猴耳疱、火眼、脐风、头痛、腰带疮、风湿痹证等病证。

4 常用器具及基本操作方法

4.1 常用器具

小容器 1 个，蜡烛 1 支，打火机或火柴，治疗床 1 张，座椅 1 张，治疗巾，95% 酒精，棉签，龙胆紫，卫生纸等。

4.2 材料

a）干灯心草 1 段，约 10cm。选择粗长饱满灯心草，直者为佳。

b）植物油适量，首选香油（无杂质与无掺水香油）。若无香油，花生油、桐油等亦可。

4.3 部位选择

根据病证，选择治疗部位。烧背腰部，可用俯卧位；烧胸腹部，可用仰卧位；烧头部、耳郭部位，可用坐位。如小儿走胎隔食，选择肚脐眼（中医称"神阙穴"），取仰卧位；猴耳疱主选角孙穴（患侧），取坐位。

4.4 操作方法

4.4.1 操作手法分类

4.4.1.1 直接灯火

直接灯火，土家医又称"阳灯火""明灯火"。用点燃的灯火直接点烧患者穴位，灯火接触到皮肤即灭，迅速提起为 1 爝。

4.4.1.2 印灯火

印灯火，土家医又称"阴灯火"。术者根据病情选好烧灯火部位或穴位，将点燃的灯心草灸在术者的拇指腹上并速印在小儿的穴位上，主要用于小儿疾病的治疗。

4.4.1.3 隔烧灯火

用纸或药片（如姜、竹）抹上桐油，贴在患处或所选穴位。灯心草蘸桐油点燃后，直接点烧在纸或药片上，一处可连续点烧 10 爝。此法多用于慢性顽固性寒性疼痛，如风湿痛痹、盐铲骨、冷骨风等。

4.4.2 操作步骤

a）灯心草一端浸入油中 1.5～2.0cm 长，拿出后用软纸吸收灯心草外浮油。

b）术者于治疗之前，在所选治疗部位或穴位处，可先施揉搓手法 3～5 分钟，使治疗部位或穴位放松，便于烧灯火治疗。

c）术者用拇指、食指捏住浸油之灯心草点燃，对准穴位或治疗部位，迅速灼灸并立即提起为1爗。灯火触及患者皮肤时即灭，可听到"啪"的一声像米粒在火中烧炸一样。快速灼灸，患者不觉灼痛。如果手法不熟，烧灯火时的油太多或太少，听不到"啪"声，患者会感到疼痛。

d）烧灯火后，用棉签擦拭烧灯火处油渍，保护局部（创面）清洁，可用龙胆紫涂创面，5天左右创面结痂并脱落。

5 常见病操作技术

5.1 小儿走胎

用直接烧灯火方法，灼灸耳郭后小青筋处（双耳）各1爗，7日后在患者对侧再重复烧灯火1次。

5.2 落地惊

落地惊，又称"扑地惊"，指突然跌倒在地，不省人事。立即用灯火烧内关、合谷、百会、涌泉、膻中穴各1爗。苏醒后，根据病情再酌情治疗。

5.3 猴耳疱

猴耳疱，土家医又称"抱耳风"，相当于西医的"腮腺炎"，中医的"痄腮"。取角孙（患侧）、曲池、耳尖等穴。一侧患病，烧灸患侧穴位；两侧患病，烧灸两侧穴位。

5.4 眉毛风

土家医眉毛风，相当于西医的"眶上神经痛"。取眉心穴（攒竹处）、耳后小静脉穴（青筋处）。左侧痛，灼灸左侧穴位；右侧痛，灼灸右侧穴位。

5.5 火眼病

火眼病，相当于西医的"急性结膜炎"。取角孙穴。一侧眼部患病，烧健侧穴位；双眼患病，烧灼双耳穴位。

5.6 缩阴症（男性或女性生殖器向内收缩）

取肚脐眼（神阙）、关元穴、中极穴、长强穴。在离肚脐眼周围上、下、左、右各2cm处及小腿内侧皮肤紫红处、上述穴位各烧1爗。

5.7 小儿脐风

小儿脐风，相当于西医的"新生儿破伤风"。取百会、印堂、人中、承浆、少商、大敦等穴，各烧1爗。脐周6爗，脐中2爗；脐中印灯火12爗，或脐中印灯火4爗、明灯火1爗；脐周上、下、左、右各烧明灯火2爗。以上3种方法，根据病情选择应用。

5.8 头痛

以前额痛为例。前额痛时，有筋脉跳动之感。取太阳、印堂、合谷、神庭等穴，各烧明灯火1爗，间隔7日再烧1次。

5.9 小儿闹夜

婴幼儿白天入睡，晚上不睡，哭闹不安。在小儿肚脐周及脐中各烧明灯火1爗，间隔7日再烧1次，至治愈为止。

5.10 腰带疱

土家医腰带疱，相当于中医的"缠腰火丹""蛇斑疮""火带疮""蜘蛛疮"等和西医的"带状疱疹"。选择凸出的疱疹部位。用灯心草一根，蘸香油后点烧，向疱疹区域的近点将灯火吹灭，使带有油渍的灯心草灰沾于皮损处，患者感患处灼热。每日1次，3天为1个疗程。

6 禁忌证

高热、高血压危象、肺结核晚期、严重贫血大量咯血、呕吐、急性传染病，发热，皮肤有痈、疽、疱、疖及破损溃疡者；心脑血管疾病伴心功能不全，精神病患者；孕妇腹部及腰骶部；颜面部、颈部以及大血管行走的体表区域，黏膜附近等均不宜使用。

7 注意事项

a）烧灯火时，术者应注意掌握烧灼的速度，速烧速提，防止烧伤穴位以外皮肤；灯心草蘸桐油不宜太多，防油火滴洒，灼伤皮肤。一但出现皮肤烧伤，应立即停止治疗。

b）小儿皮肤嫩，一般用印灯火方法，如隔姜片烧法，以免灼伤皮肤。

c）烧灯火一般程序为先上后下，先背后腹，先头身后四肢。

d）烧灯火后，要保持局部创面清洁，防止感染。烧灯火后3日内，局部不要沾水，创面5～7天愈合。

e）小儿啼哭时，不能强行烧灯火，应待小儿安静后进行。

f）在烧灯火治疗时，一旦出现晕厥者，应立即停止治疗，静卧休息。

8 异常情况及处理措施

a）出现皮肤灼伤时，应涂龙胆紫，并外敷烧伤药膏，保持创面清洁，防止感染。

b）创面持久不愈者，可外用烫伤药膏外敷，促其愈合。

c）出现晕厥或皮肤过敏较重者，采用对症处理。如用口服糖皮质激素（强的松），或肌注抗组织胺药物，重者可用肾上腺素、肾上腺皮质激素等。

团 体 标 准

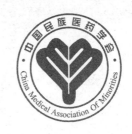

T/CMAM T6—2019

土家医医疗技术操作规范
土家医酒火（日尔米艺）技术

2019-12-30 发布　　　　　　　　　　　　　　　2020-06-30 实施

中国民族医药学会　发布

土家医医疗技术操作规范 土家医酒火（日尔米艺）技术

1 术语和定义

土家医酒火（日尔米艺，ref miv yl）技术，为土家医火攻疗法的一种常用医疗技术。土家族药匠用药酒燃烧之火苗在患处捶击以治疗疾病的一种传统治疗方法。这种方法被土家族民间称为"打酒火疗法"，是土家族民间较为常用的传统特色医疗技术。

酒火技术的特点是利用酒火的温度热熨患处皮肤，药物借助温热之力，由表达里，从而起到舒筋活络、祛寒、镇痛消肿作用，并辅以手法治疗而达到治疗目的。

2 范围

适用于各种风湿痹证、肩颈痛、腰腿痛等寒性病证。

3 常用器具及基本操作方法

3.1 药酒配制

用具有赶气、赶风、赶寒、止痛、活血作用的土家药，如皮子药、地雷、半截烂、赶山鞭、铁灯台、九牛造、大血藤等，浸泡在50度以上的高粱酒或苞谷（玉米）酒内10～20天。

3.2 酒火棰的制作

用约30cm长、拇指般大的一节质地较硬的杂木棒，一端用药棉或医用纱布包裹，外用细铁丝扎紧，以不脱落为宜，称为"酒火治疗棰"。

3.3 部位选择

治疗部位，主要针对患处，如肩周炎治疗肩胛处、腰痛治疗腰部、膝关节痛治疗膝关节、脚踝部疼痛治疗脚踝等。

3.4 体位选择

患处在腰部选择俯卧位，在肩部选择坐位，在下肢部治疗选择坐位或卧位。

3.5 操作技术

3.5.1 器械准备

酒火棰、酒火碗（土瓷碗或金属碗）、打火机；治疗巾（以土布为宜）、卫生纸、医用手套；药酒（过滤药渣）。

3.5.2 操作方法

选择治疗部位，脱掉外衣或外裤，暴露患处，在患处铺治疗巾。先将药酒盛入碗内，术者手持治疗棰，放入药酒碗中蘸药酒后用火点燃，迅速拿起放置在治疗部位上反复捶打患处。当火熄灭后，再放入药酒碗蘸湿点燃，反复10余次，为一次治疗。酒火棰叩打完毕后，术者施按摩手法治疗。治疗完毕后，取下治疗巾，用卫生纸擦拭治疗部位，保持局部清洁。嘱患者休息10～15分钟。

4 常见病操作技术

4.1 肩膀痛

4.1.1 治则治法

祛风散寒，活血通络止痛。

4.1.2 处方

三百棒100g，四两麻50g，苕叶细辛50g，千锤打100g，马蹄香100g，55度苞谷酒1000g。

4.1.3 操作方法

药物切细，装入瓷或陶器罐中，加入白酒浸泡 7 日备用。患者取坐位，术者站立在患侧，暴露肩周痛处，用药巾盖在患处。术者一手持酒火捶浸药酒后点燃，在患处敲击 2～3 次；另一手掌按摩 3～5 次，反复治疗 10 余次。停酒火捶击，改用手法按摩 5 分钟。每日 1 次，7 日为 1 个疗程。每次治疗时间约 20 分钟。

4.2 腰痛

4.2.1 治则治法

活血，赶气消肿，止痛。

4.2.2 处方

三百棒 100g，五花血藤 150g，大血藤 100g，血三七 50g，岩泽兰 50g，散血莲 50g，八里麻 30g，白酒 1000g。

4.2.3 操作方法

将药物切细装入瓷或陶器罐中，加入白酒浸泡 7 日备用。具体操作方法，同"肩膀痛"。

5 禁忌证

各种急性热证、年老体弱者、心血管疾病患者禁用。

6 注意事项

a）治疗巾要大于治疗部位，以防酒火灼伤皮肤。

b）术者用治疗棰叩打患处时，力量要均匀，不能用力过猛，以防火苗散落，火星灼烧皮肤。但用力过轻，酒火热力不能达患处，不能起到治疗作用。

c）手法按摩治疗时，若皮肤有疼痛感的患者手法要轻。如有灼痛感的患者，不可施手法治疗。

7 异常情况及处理措施

在酒火治疗中，如有皮肤灼伤或过敏者，忌手法推拿按摩治疗，可酌情用烧伤药膏外涂患处，保持创面清洁。一般轻微灼烧不需药物治疗，休息后可自愈。

团 体 标 准

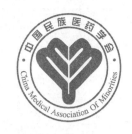

T/CMAM T7—2019

土家医医疗技术操作规范
土家医斗榫（声头途艺）技术

2019-12-30 发布　　　　　　　　　　　　　　2020-06-30 实施

中国民族医药学会 发布

土家医医疗技术操作规范 土家医斗榫（声头途艺）技术

1 术语和定义
土家医斗榫（声头途艺，snx tour tur yl）技术，是土家医用手法整复脱榫的一种传统外治手法。土家医脱榫，相当于中医的"关节脱臼"。

土家医将人体关节称为"榫"，关节脱臼复位称为"斗榫"。

2 范围
此技术是民间土家医常用的关节脱臼的手法复位方法，主要用于各种关节脱位。

3 常用器具及基本操作方法

3.1 常用器具及材料
纱布、绷带、胶布、药棉、夹板或杉树皮小夹板、治疗床、牵引装置。

3.2 主要药物
血当归、竹根七、桃仁、接骨本、三百棒、骨碎补、八棱麻、桑寄生、续断、黄柏。以上药物制成散剂，用凡士林或蜜调拌，供外敷患处用。该方具有消肿止痛、活血化瘀、通经活络、接骨生肌的功效。

3.3 操作方法

3.3.1 体位
根据患者脱榫部位选择治疗体位。如肩榫脱榫，患者取仰卧位；肘榫脱榫患者，取坐位或仰卧位；腕榫脱榫患者，取坐位；颈榫脱榫者，取俯卧位，肩头与床头齐。

3.3.2 操作步骤
手法斗榫一般由两名术者实施。一名主治，一名助手。土家医斗榫方法，根据各部位脱榫而采用不同手法斗榫，使脱榫关节复位，以达到治疗目的。如肘部脱榫，采用揉摸、伸直、挤按、屈曲、牵拉等斗榫方法；膝部脱榫，采用揉摸触碰、伸直、半曲位、屈肢挤按手法斗榫；踝部脱榫，采用挤、压、摇、摆等方法斗榫；肩部脱榫，采用上提、伸展、腋抠、抠拉合成等手法斗榫；髋部脱榫，采用摇摆、屈伸、揉拉等手法斗榫。

经手法斗榫后，外敷土家医药物，促进瘀血消散，活血止痛。需要固定者用绷带或胶布固定。特殊脱榫部位，可选择夹板固定。

4 常见病操作技术

4.1 肩膀骨节脱榫

4.1.1 概述
肩臂骨节脱榫，是指在外力作用下，使肩肱关节脱位。本病好发于青壮年，为临床最为常见关节脱位之一，相当于中医"肩骨脱臼"及西医的"肩关节脱位"。

4.1.2 治则治法
理筋复位，活血祛瘀止痛。

4.1.3 理筋整复手法
按揉、捏拿、拔伸、摇法。

4.1.4 操作方法

患者采用仰卧位，术者立于患侧床边，双手按揉肩髃、臂臑、手三里、曲池等穴位；捏拿肩周软组织，以松弛肌肉，缓解痉挛。术者双手握住脱榫手臂，先轻轻摇动，后将肘关节（土家医称"倒拐子"）弯曲90°，将患臂用力向内拉，拉到一定程度后猛力向内一拐，听到"咯登"一声响时，脱榫骨节即复位。肩关节复位后，外敷土家接骨散或鲜药（四两麻、见肿消、血三七、三百棒、散血莲、活血莲）。将上臂贴于胸壁，腋下垫棉垫，上臂用绷带固定于胸前，前臂屈肘90°，使上臂保持在内收内旋位，用三角巾悬吊于胸前，固定一周。

4.2 其他榫头脱位

倒拐子脱榫（肘关节脱位）：用揉摸、伸直、挤按、牵拉榫位（关节位）的斗榫方法。

膝部脱榫：用揉摸、触碰、伸直、半曲位、屈肢挤按的斗榫方法。

脚踝脱榫：用挤、压、摇、摆等手法斗榫，达到踝关节复位。

5 禁忌证

a）先天性关节脱榫、已超手法斗榫时限者、脊柱Ⅱ度以上滑脱等禁做一次性手法斗榫（复位）。

b）病理性脱榫，如痨榫（关节结核）、骨肿瘤、化脓性关节炎等禁用一次性手法斗榫。

c）开放性脱榫、榫头化脓禁做一次性手法斗榫。

d）陈旧性脱榫并错位断骨、手法斗榫超过时限者（3～6个月以上），以及3个月以上的胸锁、肩锁脱榫者禁用手法斗榫。

e）上段颈椎脱榫并脊髓损伤、高位截瘫者，不宜做一次性手法斗榫。

6 注意事项

a）手法斗榫前，应选择好体位。个别疼痛较重的患者，可采用止痛麻醉措施。要求患者积级配合术者手法治疗，争取一次斗榫成功。

b）术者手法斗榫前，要认真检查，对脱榫部位用看、比、摸的方法进行诊断，做到"手摸心会"。

c）手法整复时，术者要做到技术熟练，动作轻重适宜，用力均匀，切忌动作过猛，以减少患者痛苦。

d）在手法斗榫过程中，要随时观察患者的神色、表情，询问其感觉。

e）手法斗榫完毕后，对患处进行理筋按摩，外敷药物。

f）斗榫后，采用各种方法固定患处（悬吊法、小夹板、石膏托固定等），并随时观察伤肢血液循环情况。若发现有血液循环障碍时，应及时将包扎带放松；如仍未好转，应拆开绷带，重新包扎。

g）斗榫康复期间，配合土家药物内服治疗；解除固定后，配合功能锻炼，以舒筋活血，运动关节，尽快恢复功能。

7 异常情况及处理措施

a）个别患者斗榫后意外再脱榫，需重新再斗榫复位。

b）固定中出现血液循环障碍者，术者应及时检查，做出诊断，进行有效的处理。

c）在夹板固定的两端，出现压迫性溃疡时，应及时解除压迫夹板，用药物对症治疗。

团体标准

T/CMAM T8—2019

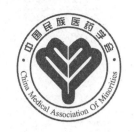

土家医医疗技术操作规范
土家医接骨（鲁嘎阿纳艺）技术

2019-12-30 发布　　　　　　　　　　2020-06-30 实施

中国民族医药学会 发布

T/CMAM T8—2019

土家医医疗技术操作规范　土家医接骨（鲁嘎阿纳艺）技术

1 术语和定义

土家医接骨（鲁嘎阿纳艺，lux gax ax lar yl）技术，俗称"封刀接骨疗法"，是土家医治疗骨折的一种传统技术。

此技术主要由以下 5 种技术组成，即理筋技术、复位技术、正骨技术、小夹板固定技术及功能康复技术。

2 范围

适用于各种骨折的治疗与康复。

3 常用器具及基本操作方法

3.1 常用器具及材料

牵引装置、治疗床；木制小夹板（选用当地杉树皮制成）、绷带、药棉、胶布；常用药物血当归、竹根七、桃仁、接骨本、三百棒、骨碎补、八棱麻、桑寄生、续断、黄柏等。具有消肿止痛、活血化瘀、通经活络、接骨生肌的功效。以上药物制成散剂，用凡士林或蜜调拌，供外敷患处用。土家医用具有麻醉、止痛的药物制成麻药酒。

3.2 操作方法

3.2.1 体位

术者根据患者骨折部位选择体位，如上肢骨折患者取坐位、下肢骨折患者取平卧位等。

3.2.2 复位手法

对闭合性骨折、疼痛较重的，可先用麻药酒湿敷患处，待疼痛缓解后实施复位术。在复位前，术者用双手揉摩患处，使肌肉放松，促进气血的流通，以缓解骨折处疼痛。手法复位一般由两名术者实施：助手握患者骨折近端肢体，用力固定勿活动。主治医用手摸清骨折端方位，并用双拇指置于上（向前）骨折处凸起的一端，其余四指握向下凸起的另一端，用力折骨，使其向下（向后）成角；同时双拇指按压上（向前）凸起的骨端，使一侧两断端骨正对齐，接着用食指为用力点，端提上顶下（后）移的另一骨折端，使断端反折向上（前）成角；对齐后侧骨，顺势折回拔伸牵引，而后稍摇摆牵抻远端，以了解复位情况。术者用手轻摩患处以理筋脉，促气血畅通；了解骨折处是否光滑平整。若手法复位成功，应外敷接骨药，用纱布包裹，在骨折处用小夹板固定。2 天换药 1 次，换药前将小夹板解开，保持骨折端平衡，以防骨折端错位；外敷药物后，再行固定。

3.2.3 手法复位的要点

一是摸法，首先摸清骨折端的方位；二是端法，端平骨折处；三是揉摩法，揉摩骨折部位及周围组织，了解骨折的内形特征，通过揉摩，促进局部气血的疏通，缓解骨折处疼痛；四是拉扯法，通过用力拉扯手法，使骨伤处收缩的肌力放松，骨折端或错位处形成空隙距离；五是推法，将分离移位的骨块用拇、食、中指捏压回原位；六是按压法，在捏压法的基础上，按压凸起的骨端回复到原来的位置，达到整复目的；七是小夹板固定法，手法复位后用杉树皮小夹板固定。

3.2.4 根据不同骨折部位，采用不同的正骨复位手法

腰椎骨折，用整压手法；颈椎骨折，用摇晃手法；肱骨上端骨折，用按、挤、屈等手法；肱骨骨折，用提拉、按压、扳提、拔伸牵引等手法；胫腓骨骨折，用按、压、推、拉手法；股骨颈骨折，

用挤、压、牵引等手法；尺桡骨骨折，用分骨、拉、按或折顶等方法。

4 常见病操作技术

4.1 适应证

杆骨下端骨折，是指因外伤所致杆骨下端距榫头面 2～3cm 范围内断骨，临床上多见于 6～10 岁和 60～75 岁两个年龄段。土家医所称"钳杆骨"，即西医的"尺桡骨"。钳骨相当于西医的"尺骨"，杆骨相当于西医的"桡骨"。

4.2 治疗原则

手法复位：小夹板固定。

外用药物：破血化瘀，消肿止痛，通经活络，接骨生肌。

内服药物：早期行气活血破瘀，消肿止痛；中期接骨续筋，活血生肌；后期补气养血，舒筋活络。

4.3 手法复位

4.3.1 杆骨远端伸直型骨折（Colles 克雷骨折）

牵抖挤压复位法：适用于骨折断端向掌侧成角或骨折远端向背侧移位，但骨折线未进入关节，骨折段完整者。患者可取坐位，老年患者半卧较妥。肘部屈 90°前臂中立位，助手握住上臂。术者两手紧握手掌，两拇指并列置于远端的背侧，其他四指置于腕掌部，扣紧大小鱼际肌，触摸准确后，先顺势拔伸持续牵引 2～3 分钟，待重叠移位完全矫正后，前臂远端旋前并利用牵引力，顺纵轴方向猛力牵抖，同时迅速尺偏掌屈。尺偏掌屈时，不要旋转，但在维持牵引下触摸，适当挤压断段远端桡侧，以纠正桡偏，骨折即可复位。

提按折顶复位法：适用于老年患者，或骨折进入关节，或骨折块粉碎者。牵引，肘屈曲 90°，前臂中立位，两助手对抗牵引。

矫正桡侧移位：术者站于患肢外侧，一手握住前臂下 1/3 向桡侧推挤，另一手握住掌腕部向尺侧推挤，矫正骨折远段的桡侧移位。

矫正掌、背侧移位：术者两手食、中、环三指重叠，置于近端的掌侧，向上端提。两拇指并列顶住远端的背侧，向掌侧挤按，使之向掌侧复位，以矫正掌、背侧移位。当桡骨远侧骨折段向背侧重叠移位较多时，往往需配合折顶手法复位。

舒筋：待骨折移位完全矫正，腕部外形恢复正常后，术者一手拉住手腕，另一手拇指沿伸、屈肌腱由远端向近端推按，舒理肌腱，使之恢复正常位置。

4.3.2 杆骨远段屈曲型骨折（Smitn 史密斯骨折）

屈曲型杆骨远端骨折与伸直型骨折相反，比较少见。骨折远端呈锥形，尖端朝下，基底向下位于掌侧，首先连带腕骨向桡侧和掌侧移位。一般采用提按挤压复位法，但与伸直型提按挤压用力方向相反。固定时除尺偏外，其他方向位置恰与伸直型相反（即尺偏背伸位）。

4.4 外敷接骨散药膏

4.4.1 处方

戊灭阿沙（血当归）、翁死席（地胡椒）、格龙铺阿沙（竹根七）、破皮走血（三百棒）、阿鲁嘎起（接骨木）、黄剥皮、阿沙鲁嘎席（八棱麻）、巴山虎（巴岩姜）、桑寄生、川断、土鳖虫、五加皮、血三七、土川芎、不拉西（桃仁）、普卡普（红花）等土家药物。

4.4.2 加工方法

将上药共研末（粉碎），过 100 目筛，摊开用紫外线灭菌，塑料袋封装，备用。

用医用凡士林或蜂蜜调拌散剂成膏状，将药膏均匀地摊平在纱布上，然后外敷在骨折周围，用小夹板固定。禁辛辣食物及生冷食物。

4.5 外固定方法

外固定所用材料为特制小夹板。小夹板材料，一般选用柳树小木板、杉树皮等。

4.5.1 伸直型骨折固定方法

术者在维持牵引下，用 4 块夹板超腕关节固定。在骨折远端背侧和近端掌侧分别放一平垫。在骨折远端的背、杆侧尚可先放一横档纸垫，一般长 6～7 cm，以能包绕前臂远段的背、杆两侧面为度，宽 1.5～2 cm，厚约 0.3 cm。如放横档，则在背侧不用再放平垫。压垫放置妥当后，再放小夹板。小夹板上端达前臂中、上 1/3，背侧夹板和杆侧夹板的下端应超过腕关节，限制手腕的杆偏和背伸活动，掌侧夹板和尺侧夹板则不超过腕关节。将腕关节固定于轻度掌屈位，固定垫、夹板放妥后，扎上 3 条布带，绑带的松紧度严格按照以 1kg 重量上下移动 1 cm 为宜。最后将前臂置中立体，腕自然钳偏位。屈肘 90°悬挂胸前，每日调整绑带的松紧。

4.5.2 屈曲型骨折固定方法

术者在维持牵引下，用 4 块夹板超腕关节固定。在骨折远端掌侧和近端背侧分别放一平垫。将腕关节固定于轻度背伸位，固定垫、夹板放妥后，扎上 3 条布带，余同"伸直型（Calles）骨折"闭合复位外固定术。

4.5.3 关节内骨折固定方法

术者在维持牵引下，用 4 块夹板超腕关节固定。在骨折远端背侧放一平垫。将腕关节固定于轻度掌屈位，固定垫、夹板放妥后，扎上 3 条布带。余同"伸直型（Colles）骨折"闭合复位外固定术。

复位结束后，重新拍摄腕关节正侧位片，以了解骨折复位情况。

4.5.4 治疗时间及疗程

杆骨远端骨折，成人一般固定 4～5 周。伸直型骨折固定于腕关节掌屈尺偏位，2～3 周后改为腕关节功能位，再固定 3 周。儿童一般固定 3 周左右即可。骨折局部无压痛、纵轴叩痛，X 线片显示骨折线模糊，有骨小梁通过骨折线时即可拆除夹板，进行腕关节屈伸等活动。

4.6 内治法

4.6.1 早期

处方：戊灭阿沙（血当归）12g，翁死席（地胡椒）15g，黄剥皮 10g，竹根七 10g，破皮走血（三百棒）20g，不拉西（桃仁）8g，生地黄 12g，土川芎 10g。

水煎，内服。每日 1 剂，分 3 次服，连服 5～7 剂。

4.6.2 中期

处方：戊灭阿沙（血当归）12g，阿鲁嘎起（接骨木）10g，土鳖虫 6g，续断 12g，川芎 10g，巴山虎（巴岩姜）10g，米米页（泽兰）6g，白芷 10g，五加皮 15g。

水煎，内服。每日 1 剂，分 3 次服，连服 5～7 剂。

4.6.3 后期

处方：爽卵必苏苏（土党参）15g，戊灭阿沙（血当归）12g，土续断 12g，土川芎 9g，活血藤 9g，阳雀花树皮 9g，杜仲 12g，五加皮 15g。

水煎，内服。每日 1 剂，分 3 次服，连服 5～7 剂。

注：儿童骨折中后期不需要内服土家药。

4.7 功能康复（各期的功能锻炼）

早期：手指、肩、肘关节功能锻炼。

中期：1 个月后骨痂形成，应拆除外固定，活动腕关节。

后期：负重锻炼。

5 禁忌证

重症休克者、大面积创伤合并严重感染者、开放性骨折急需清创复位者；不适宜小夹板固定的适应证，如局部严重肿胀或皮肤起水疱者、肋骨骨折患者、急需手术治疗的骨折患者及伤肢远端脉搏搏动微弱、末梢循环较差者，或伤处有血管损伤者禁用。

6 注意事项

a）手法复位，有条件的可在医院行 X 线透视或拍 X 线片，以确定骨折对位情况。

b）敷药及行小夹板固定后，随时观察肢体（骨折）远端的血液循环情况，防止包扎过紧，影响肢体血流而坏死；过松不能固定复位骨折，易错位。在观察中发现错位时，应及时纠正，重新复位。

c）在整复时忌用暴力，拉扯牵引时徐徐用力，勿过猛或不及。用力的方向、大小，应根据病情而定。

d）注意防止各种并发症的出现，如开放性骨折的局部感染、大血管损伤及椎体骨折长期卧床引起的褥疮、榫处（关节）僵硬等。

e）下肢（股骨）骨折牵引时，必须测下肢是否等长，随时注意牵引重量。如过长要减少牵引重量，过短需要加大牵引重量。

f）在后期应加强功能锻炼，以促进功能恢复。

7 异常情况及处理措施

a）出现骨折错位时，应尽快重新复位。

b）榫处（关节）僵硬者，应在术者的指导下进行功能恢复锻炼与康复治疗（药物治疗）。

c）对骨折畸形愈合、迟延愈合及不连接（不愈合）的患者，应按相关治疗常规进行处理。

——骨折畸形愈合的处理：应采用闭合折骨术及开放折骨复位固定术治疗。

——迟延愈合的处理：采用对因治疗措施，如延长固定时间、改善固定方法、加强固定效能、进行合理的功能锻炼、外敷药物治疗等。有局部感染者，采用抗感染措施。

——骨折不连接的处理：参照西医处理措施，如植骨术。

团 体 标 准

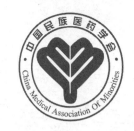

T/CMAM T9—2019

土家医医疗技术操作规范
土家医蛋滚（日阿列右倮诊业细）技术

2019-12-30 发布　　　　　　　　　　　　2020-06-30 实施

中国民族医药学会　发布

土家医医疗技术操作规范　土家医蛋滚（日阿列右俫诊业细）技术

1　术语和定义

土家医蛋滚（日阿列右俫诊业细，Rar lier gux lox zenx nier xif）技术，民间俗称"蛋滚疗法"，是利用蛋的热力作用以祛除寒邪毒气，达到治疗疾病的一种土家医传统外治技术。

此技术具有祛风、散寒、活血、止痛等功效。

2　范围

适用于各种寒性疾病及胃肠疾病的治疗与康复。

3　常用器具及基本操作方法

3.1　常用器具及材料

砂锅；家禽蛋，首选鲜鸡蛋，或鸭蛋、鹅蛋。

3.2　药蛋制作方法

选择具有温经散寒、活血通络、祛风除湿的土家药，如大路边黄、苏叶、散血草、熟幽子等。将所需药物和蛋洗净，放入清洁砂锅内，加清水适量，用文火将蛋煮熟备用。

3.3　操作方法

将热药蛋取出，药蛋温度以不烫手为宜（40℃左右）。术者用手将药蛋放在所治部位反复旋转滚动，温度降低后再换一枚药蛋，反复治疗，1次15分钟。

4　常见病操作技术

4.1　小儿停食走胎

4.1.1　概述

土家医的停食走胎，相当于中医的"小儿疳积"及西医的"小儿消化不良并发营养不良症"。

4.1.2　治则治法

温中元，赶寒通经，健肚消食。

4.1.3　处方

小路边黄（报春花科聚叶珍珠菜）10g，大路边黄（蔷薇科龙牙草）10g，地三甲（蔷薇科蛇莓）10g，以上三味为鲜药；熟幽子（吴茱萸）6g，鸡蛋3个。

4.1.4　操作方法

药物与蛋放砂锅中加水，按常规方法将蛋煮熟。治疗时取热蛋一枚，置于小儿腹肚部按顺时针方向反复滚动。蛋温降低后，换另一只热蛋继续滚动，每次15分钟。每日1次，5日为1个疗程。

也可取熟蛋一枚，从中用刀剖为两半，放入药水中再煮，俟蛋滚治疗后，加用药蛋敷肚脐15分钟，以增强蛋滚治疗效果。

4.2　着凉症

4.2.1　概述

土家医着凉症，相当于中医的"风寒表实证"及"咳嗽"及西医的"上呼吸道感染"。

4.2.2　治则治法

赶寒发汗，通窍祛湿。

4.2.3 处方
苏叶 10g，金银花 10g，干辣椒 3g，芫荽菜 15g，生姜 20g。

4.2.4 操作方法
药物和蛋放砂锅中，文武火煮沸，改文火再煮 10 分钟，以微火保持适宜温度。术者用热蛋在患者额头、太阳穴、颈背部反复滚动，感觉蛋温变冷，则另换一只热蛋继续在原部位滚动，到患者微微出汗为止。蛋滚治疗结束后，嘱患者在治疗床上盖被休息 30 分钟。每日 1 次，3 次为 1 个疗程。

4.3 冷性风气痛

4.3.1 概述
土家医冷性风气痛，相当于中医的"风寒湿痹"及西医的"风寒湿性肌肉关节痛"。症见患处麻木肿痛，遇冷加重，遇温痛减，肿胀色淡无热，舌淡白或紫黯，苔白或白腻，脉沉弦或滑。

4.3.2 治则治法
祛风散寒，活血止痛。

4.3.3 处方
丝棉皮 10g，羌活 10g，五香血藤 15g，桑树枝 10g，巴岩香 10g，鸡蛋 2 个。

4.3.4 操作方法
将药物切细，与鸡蛋共放入砂锅内，加冷水文武火共煮，待沸腾后，再改为文火煮 20 分钟，微火保温。术者将热鸡蛋置于患处反复滚动，待蛋温变冷时放入砂锅中加热，另取一只鸡蛋继续治疗。每次 30 分钟，每日 1 次，7 天为 1 个疗程。

4.4 冷性大关门

4.4.1 概述
土家医冷性大关门，相当于中医的"冷性便秘"及西医的"习惯性便秘"。因大便秘结不通，取类比象似大门关闭不开而得名。症见大便艰涩，肚痛拘急，肚子胀满拒按，软胁胀痛，手足冰凉，喜热怕冷，呕吐打饱嗝，舌淡苔白腻，脉沉弦紧。

4.4.2 治则治法
温中赶寒，润肠通便。

4.4.3 处方
小杆子根 25g，巴岩香叶 20g，生姜 15g，木姜子 10g，秤砣藤根 20g（以上俱为鲜药，干品减半量），鸡蛋 3 个。

4.4.4 操作方法
将切碎的鲜药和鸡蛋放入砂锅中，加清水武火煮开，改文火煮 15 分钟后微火保温。术者取热鸡蛋在脐周、腰背部、腹肚、肺俞、大肠俞、肾俞、命门、腰阳关、足三里、涌泉、梁丘等处滚动，蛋冷则放入砂锅内加热。另取热蛋一枚在治疗部位来回滚动，以患者微微见汗为度。滚毕以热蛋一枚敷肚脐，在治疗床上盖被休息 30 分钟即可。1 日 1～2 次，3 日为 1 个疗程。秘结症状较重者，同时配用内服药物治疗。

4.5 冷性小关门

4.5.1 概述
土家医的冷性小关门，或称"滴尿症"，相当于中医的"寒证癃闭"和西医的"急性尿潴留"，因小便闭塞如门不开而得名。症见小溲不利，点滴不畅或尿路闭塞不通，尿道无涩痛，小肚子胀满不适；舌淡或紫黯，苔白或腻，脉沉弦紧或沉迟。

4.5.2 治则治法
温中赶寒，通经开闭。

4.5.3 处方

韭菜 20g（后下），红牛克西 15g，八棱麻 30g，岩菖蒲 12g，钓鱼杆 10g，鸡蛋 3 个。

4.5.4 操作方法

韭菜切段，另用干净容器盛装，其他药切细与鸡蛋放入砂锅内，加清水适量，武火煎至沸腾后改文火煎 20 分钟，再放入韭菜搅匀，加盖停火。停到温度至 55℃左右时，开微火保持温度。术者取热鸡蛋（约 40℃）在肚脐、关元、气海、水分穴反复滚动，阳虚可加命门、腰阳关。蛋温下降略冷，则放入砂锅内加热，另取一枚在治疗部位重复滚动。1 日 1～2 次，每次间隔 6 小时。

4.6 冷心窝痛

4.6.1 概述

土家医冷心窝痛，相当于中医"胃脘冷痛"和西医的"寒性胃部疼痛"。临床上多见上腹部冷痛，手摸患处有冷凉感；空腹时掣痛或刺痛，喜热怕冷，得热痛减，遇冷加重，日轻夜重；口淡不渴，或喜热饮，食后饱胀难化，易打嗝上泛。初见舌淡，苔薄白，脉弦紧；后见舌淡黯，苔白腻，脉沉缓弦滑。

4.6.2 治则治法

温中赶寒，和胃消食。

4.6.3 处方

熟幽子 10g，小杆子根 15g，内红消 20g，鸡矢藤 20g，香叶子 12g，橘子皮 10g，生姜 6g，鸡蛋 5 个。

4.6.4 操作方法

将药物切细，和鸡蛋一起放砂锅中，加冷水适量，武火煮开后，改文火煎 15 分钟，微火保温。并取煮熟鸡蛋一枚，从中切为两半，放入砂锅泡煮备用。候温度适宜，术者取热蛋（约 40℃）在上腹部作顺时针滚动，并可加滚背部，以胃俞、脾俞为中心的部位和脐周，冷则放入砂锅加热，另取热蛋重复滚治。每次 30 分钟左右，以患者微微有汗为佳。滚治后，取切开的一半鸡蛋，温敷肚脐，盖被在治疗床上休息 30 分钟。每日 1 次，7 日为 1 个疗程。

4.7 肩膀痛

4.7.1 概述

土家医肩膀痛又称"漏肩风"，相当于中医的"肩凝症"及西医的"肩周炎"。由于多发于 50 岁以上妇女，又叫"五十肩"。临床常见疼痛，多呈刺痛或放射痛。初稍轻，继而日渐加重，日轻夜重，肩关节后伸、外展、内旋功能受限，甚者手掌无法抬举摸到头面。肩关节周围软组织压痛，活动时疼痛加重，甚者转动关节时有骨性摩擦音。舌象多见淡胖或紫黯，苔薄白或白腻，脉弦紧或沉涩。

4.7.2 治则治法

温经通络，赶风散寒，活血通筋止痛。

4.7.3 处方

四两麻 10g，海风藤 15g，麻骨风 10g，三百棒 25g，姜黄 10g，铁脚七 12g，岩川芎 10g，桂枝 6g，桑枝 15g，鸡蛋 3 个。

4.7.4 操作方法

将药材切细，与鸡蛋一起放砂锅中，加清水适量，武火煮沸；再用文火煮 15 分钟后微火保温。术者取热蛋（约 40℃），在肩部以疼痛点为重点，以肩关节为中心，在肩胛区、三角肌、腋前区等处反复滚动。蛋冷则放入砂锅内加温，另取一只热蛋重复操作。每次治疗 30 分钟，7 日为 1 个疗程。治疗后休息 30 分钟，平时注意肩臂的保暖。

5 禁忌证

皮肤有疮疡、溃破者忌用；肠道蛔虫病、大便干结、实热病证等忌用。

6 注意事项

根据患者年龄、皮肤性状、机体对温热的敏感程度选择适宜温度，以患者能耐受为度。温度过低达不到治疗效果，温度过高容易引起皮肤烫伤。治疗时，术者以手握蛋试温，以术者之手感觉为参考。

7 异常情况及处理措施

a）在蛋滚疗法过程中，严格掌握温度，防止烫伤。如偶因个体皮肤差异，或热蛋温度过高引起灼伤或烫伤时，应及时用75％酒精外涂进行局部降温和消毒处理，外涂烧烫伤药膏，预防感染。

b）由于体质差异和过敏源的不可预见性，偶见局部皮肤过敏，应立即停止蛋滚治疗，予抗过敏药内服或肌注。出现过敏性休克者，应立即皮下注射肾上腺素，并用地塞米松静滴同时移到采光良好、通风干燥的地方观察治疗。

团 体 标 准

T/CMAM T10—2019

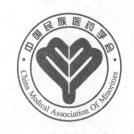

土家医医疗技术操作规范
土家医药筒滚熨（色提壳古倮踏捏西）技术

2019-12-30 发布　　　　　　　　　　　　　　　　2020-06-30 实施

中国民族医药学会　发布

土家医医疗技术操作规范 土家医药筒滚熨（色提壳古倮踏捏西）技术

1 术语和定义

土家医药筒滚熨（色提壳古倮踏捏西，ser tir ker gux lox taf niex xix）技术，是利用竹筒的通透性，使药筒内贮药物渗出，施布于皮肤，经透皮渗入机体，以温熨、敲拍、滚揉、点按等物理方法达到祛病保健的作用。

此技术集药物外治、推拿点穴、温热疗法于一体，是土家医的特色传统外治技术，具有通经脉、赶气血、散寒毒、消风毒、赶湿毒、消肿痛等功效。

2 范围

适用于治疗伤科、风湿科、妇科、内科等慢性寒性病证。

3 常用器具及基本操作方法

3.1 常用器具及材料

竹筒、白酒、药材。

3.2 主要药物

剥皮走血、地血香、熟幽子、见肿消、满山香、岩川芎、巴岩香、皮子药、四两麻、铁脚七、救命王、木姜子根、岩菖蒲、七爪风、血三七各适量，共研粗末备用。

3.3 药筒的制作

取节长30cm左右的水竹，两端距竹节处5～7cm处锯断，用刀削去竹青皮，刮削平整，以尖刀或钻头从一端竹节中隔层上钻直径1.2cm左右的小孔。将做好的竹筒放入锅中，文武火煮2个小时，取出阴干备用。

将阴干的药筒用200目砂纸打磨光滑，晒干的节骨草摩擦抛光。比照竹筒孔径削桃木为塞子，长度为10cm，砂纸磨光。然后将碾好的药料装入竹筒中，以半筒为准，加入54度纯粮烧酒至筒满。桃木塞塞紧筒孔，摇匀，放入装有风气肿痛消药酒的坛中，密封浸泡半月取用。

3.4 治疗部位

药筒滚熨疗法的应用较广，可用于头颈、胸背、腰腹、四肢等部位治疗。

3.5 操作方法

根据病情和病位的具体情况，可采用滚、敲、揉、刮、按、熨、搓等手法。

3.5.1 滚法

双手掌心向下握药筒，将药筒横放于患部，力度适中，向前后、左右做滚碾运动。初时宜缓宜轻柔，后渐快渐施力，以患者感觉舒适为度。每次治疗10分钟。

3.5.2 敲拍法

术者手握进药的药筒端，以适当力度在患处敲打拍击，初宜轻柔宜慢，后渐快渐加力。切忌用力过猛，造成不必要的意外损伤，每次10分钟。风气病全身走窜和保健时用遍敲法，可适当延长治疗时间，力度以轻柔舒缓为宜。

3.5.3 按法

横按法：药筒置于患处或穴位等治疗部位。术者以掌心向下施力按压，力度由轻到重，以患者能耐受或穴位得气为度。

竖按法：以进料端塞上圆头桃木塞，或消毒纱布按住治疗点。术者手持药筒上端，向下施力按压患处或治疗点。每按压1～3分钟一歇，7～9歇为1次治疗。按压力度适中，避免过分用力，造成组织损伤。

3.5.4 揉法

术者以单手或双手握筒，药筒贴于患处，适度用力做顺时针或逆时针按揉。每次10～15分钟。

3.5.5 刮法

取药筒中药液适量置入碗中，用棉球醮药液涂于筒身。术者单手或双手握筒，按土家医常规刮汗法，在头、面、胸、腹、四肢由上而下，由近心端向远心端进行推刮。力度适中，刮至皮肤潮红为度，不可刮破表皮。也可在进料端塞上消毒纱布，术者竖握药筒在治疗部位推刮。

3.5.6 熨法

滚熨法：取烧酒100～200mL倒入瓷碗中点燃，将筒身在火焰上烤热。术者以手试温，以温热不烫、手能耐受为度，在患处施滚法。每滚熨1次，可用筒身敲拍患处7次，依法7～15遍滚熨敲拍为1次治疗。

点按熨法：药筒拔去软木塞，进料口塞满消毒纱布，外用棉布包裹绑扎。酒精炉上烧青陶瓦一块至热，将浸透药液的进料端在青瓦上杵热，术者以手试温，以能耐受为度，按熨患处或治疗点1～3分钟，杵按7～9遍为1次治疗。

3.5.7 搓法

手搓法：患者用手掌心相向夹握药筒做前后搓动；或将药筒放在铺有干净塑料薄膜的平台上，将手掌心向下置于药筒上，适度用力，做前后搓动。

脚搓法：药筒平放在铺有干净塑料薄膜的地面，患者正坐治疗椅上，赤脚踏在药筒上，做前后滚搓运动。搓按适度用力，以接触处有按压感为度。

4 常见病操作技术

4.1 风寒闭汗证

4.1.1 概述

土家医的风寒闭汗证，相当于中医的"风寒表实证"。外界风寒侵袭肌表，毛窍闭郁，临床症见无汗、发热、怕冷怕风、头颈强痛、鼻流清涕、或喷嚏、或咽痒咽痛、或兼肢体重着酸痛等。舌淡，苔白，脉浮缓或浮紧。

4.1.2 治则治法

赶寒止痛，开闭发汗。

4.1.3 操作方法

手醮药液点、按、刮迎香、印堂、太阳等穴，用药筒刮颈背腰部和四肢，以局部潮红为度。每日1～2次，7日为1个疗程。

4.2 风湿痹痛证

4.2.1 概述

土家医风湿痹痛证，症见肿胀疼痛酸重、或全身游走、或痛有定处、患处色淡或青紫色黯、得温痛减。舌淡黯，苔白腻，脉沉弦滑缓或沉迟。

4.2.2 治则治法

温通经脉，赶血赶气，祛湿消肿。

4.2.3 操作方法

热熨法结合敲拍法。游走不定者，加用刮法以安未受邪之处。每日1次，7日为1个疗程。

4.3 风湿擂杵证

4.3.1 概述

土家医的风湿擂杵证，相当于中医的"顽痹"及西医的"类风湿关节炎"。临床症见关节肿痛变形，伸屈不利，晨僵。舌淡苔腻，脉弦涩或弦滑。

4.3.2 治则治法

温化痰瘀，通关利节，祛毒消肿。

4.3.3 操作方法

宜用药筒竖熨法辅以敲拍法，振拔痰瘀邪毒之胶结。每日1次，7日为1个疗程。3个疗程无效者，改用其他治疗方法。

4.4 风湿腰僵证

4.4.1 概述

土家医风湿腰僵证，相当于西医的"强直性脊柱炎"。症见后方骻骨痛和不对称骨节肿痛，腰杆疼痛僵硬；严重的有跛行和腰杆竹节样增生，筋与骨的结合部疼痛和压痛。舌淡黯，苔白，脉沉弦细或细缓。

4.4.2 治则治法

温腰壮阳，赶风散寒，行血化痰，化湿通关。

4.4.3 操作方法

用竖熨法温熨腰杆、骻骨和其他肿痛部位。腰骻可加用纵横滚熨，适度敲拍。7日为1个疗程。2个疗程无明显改善者，改用其他治疗方法。

4.5 冷骨风

4.5.1 概述

土家医冷骨风，相当于中医的"阳虚寒痹"。症见冷痛麻木，活动受限，畏寒畏风，得温则舒，遇寒痛增。舌色淡黯或紫黯，苔白，舌下络脉青紫，脉沉弦细弱或沉紧而迟。

4.5.2 治则治法

温阳赶寒，活血舒经。

4.5.3 操作方法

局部用竖熨法与敲拍法结合治疗。根据需要，可用竖熨法按熨神阙、肾俞、腰阳关、阴陵泉、足三里，每日1次，7次为1个疗程。如配合温阳扶正的中草药内服，二者有良好的协同作用。

4.6 腹肚冷痛证

4.6.1 概述

土家医腹肚冷痛证，相当于中医的"寒性腹痛""缩阴症"。多为腹肚掣痛，纳呆呕恶，肚胀肚泻。亦有寒气入于下元，引起小肚收引掣痛，甚则发为缩阴症。多见舌淡黯，苔白，脉沉弦紧或脉沉迟涩。

4.6.2 治则治法

温运中元，赶血，赶风气。

4.6.3 操作方法

用按熨法敷熨肚脐，1～3分钟后加热再熨。5～7遍为1次治疗。有上肚痛者，加熨中脘；下肚痛和缩阴者，加熨关元、气海、肾俞、腰阳关等穴。5日为1个疗程。3个疗程无明显改善者，改用其他治疗方法。

4.7 妇人小月肚子冷痛

4.7.1 概述

土家医妇人小月肚子冷痛，相当于中医的"经行腹痛寒证"和西医的"经前期少腹疼痛"。症见月事将来之时，小肚寒冷疼痛，甚则痛引腰背，喜温喜按，月经色黯有块，舌淡苔白，脉沉弦涩缓或紧迟。

4.7.2 治则治法

活血通经，赶寒温中。

4.7.3 操作方法

以滚熨法温熨小肚和腰杆，或用点按熨法敷熨肚脐、中极、关元、气海、命门、肾俞、腰阳关。每次30分钟，每日1～2次。经行痛减则暂停。经后每日1次，每7天休停2天，治疗到月经来潮为1个疗程。

4.8 腰腿痛

4.8.1 概述

土家医腰腿痛，中医也称"腰腿痛"，与西医的"腰椎退行性改变"相似。每于繁重劳作或腰杆着凉而发病或加重。多见腰僵腰痛，麻木冷痛牵扯到腿足，活动受限，转侧不利；甚者日久出现腿脚肌肉萎缩，下肢废用。舌淡黯，苔白，舌下络脉青紫，脉沉弦紧迟缓，过虚则多见沉弱脉象。

4.8.2 治则治法

温经祛寒，赶血通脉，行气舒筋。

4.8.3 操作方法

根据临床症状确定腰杆病患部位，施以滚熨、点按熨、敲拍和按揉诸法，每次30分钟。每日1次，7次为1个疗程。3个疗程无明显改善者，改用其他治疗方法。

注：腰肌劳损和颈椎退行性变可参照本节对症施治。

5 禁忌证

孕妇，严重心肾功能不全，晚期糖尿病，恶性肿瘤，体表有溃疡性皮肤病，体质虚弱气虚血少，红肿热痛，闭合性外伤初期和开放性外伤，出血性中风急性期，患有精神类疾病等患者慎用。

6 注意事项

a）坚持一人一筒，防止医源性感染。用过的药筒用75%酒精消毒，再涂抹风气肿痛消药酒，用消毒塑料袋密封包装，贴上患者姓名，在阴凉处保存，不能再放入药酒坛中贮存。

b）临床操作中，力度的应用当轻重适宜，禁止粗暴用力，以免引起意外损伤；头颈、胸腹部应用敲拍法宜慎。热熨时，要严格控制温度，以免引起烫伤，治疗时，术者以手试温，控制在50℃左右，以手能耐受为度。药液不可涂搽于溃疡处，防止药液溅入眼中。应用温热滚熨法时，易燃物不可放于酒精炉和燃烧的酒碗边，以免引发火灾。

7 异常情况及处理措施

a）治疗性晕厥多由过饱、过饥、过渴、疲劳和情绪紧张所致。治疗前，需先休息10～30分钟；饥、渴、饱胀时，需改善后方可治疗。出现晕厥时，立即停止治疗，将患者移至通风处平卧休息，给予患者喝冷开水或温的葡萄糖水或白糖水；重者点按水沟、合谷、内关、涌泉等穴。

b）皮肤过敏时，应立即停止治疗，局部涂用地塞米松软膏。严重者，口服抗过敏药。

c）发生哮喘和休克时，立即使用肾上腺素皮下注射，静滴地塞米松，将患者移离致敏环境。

d）局部烫伤多由热熨时温度掌握不当所致。小面积烫伤，涂用烫伤膏即可；较大面积的烫伤，按专业烫伤治疗处理。

e）出现感染时，针对不同病因使用中药清热解毒药或抗生素治疗。

团 体 标 准

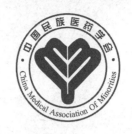

T/CMAM T11—2019

土家医医疗技术操作规范
土家医泡脚（及爬泽补诊业细）技术

2019-12-30 发布　　　　　　　　　　　　2020-06-30 实施

中国民族医药学会 发布

土家医医疗技术操作规范 土家医泡脚（及爬泽补诊业细）技术

1 术语和定义

土家医泡脚（及爬泽补诊业细，jir par cer bux zenx nier xif）技术，是用土家医药物加水煮沸后或药物直接加热水浸泡，兑温水浸泡足部的一种土家医传统外治方法。

泡脚技术是通过药物、温水热疗加脚掌按摩三法一体的作用，促进人体气、血、精的循流以滋养三元脏器，增进体内新陈代谢，提高人体的免疫能力。此技术具有温阳益气，养生延年，健脾和胃，升清降浊；温补下元，通调三焦，利水消肿，通经活络，行气止痛，敛汗固表，涩精止带、止痛、消炎、除臭止痒；改善血压，消除疲劳，改善睡眠，强身健体，保健养身等功效。

2 范围

适用于外感闭汗症、寒性腹痛、寒性呕吐、便秘、足癣等病证的治疗。

3 常用器具及基本操作方法

3.1 常用器具及材料

泡脚容器以木制脚盆或木桶为佳。泡脚木盆的直径以纳入双脚为宜，一般直径为30～35cm，脚盆高度在15cm左右。木桶高度一般在30cm左右，木桶直径同木盆直径，适用于高位泡脚（脚掌至膝盖处）。

根据病证配方加工成汤液备用。

3.2 操作方法

热水泡脚水温一般为37～45℃，热水温度主要根据个体差异来选择。初次泡脚者，水温不宜过高，以40℃左右为宜，以免烫伤皮肤。

将药液倒入木盆内，加温水，用水温计测水温，水温控制在40℃左右。或手试水温，以不烫手为宜。水位约10cm，以浸泡至踝关节下为度。双脚伸入脚盆中浸泡，浸泡时间为15～25分钟。水温低了，加温水，随时用水温计测水温，保持水温在40℃左右。双脚浸泡5分钟后，用手或毛巾反复搓揉脚背、脚心、脚趾，或用双脚互相搓擦脚背、脚心。高位泡脚（用木桶盛热水，水浸泡在小腿肚上部）时，可用手或毛巾搓揉小腿肚及下肢的一些穴位，如三阴交、足三里等。可搓揉至皮肤发热发红，以增强泡脚效果。泡脚后，用毛巾擦干，穿袜保暖。

3.3 治疗部位

双脚掌、双下肢（膝关节以下）。

4 常见病操作技术

4.1 外感着凉闭汗证

4.1.1 概述

土家医伤风着凉闭汗证，相当于中医的"风寒表实证"及西医的"上呼吸道感染"。症见鼻流清涕，风寒湿毒气停于肺中则咳嗽吐白稀痰，人体正气奋起抗击风寒湿毒，正邪交锋，故见恶寒发热，脉见浮而紧或迟缓。

4.1.2 治则治法

赶寒发汗，温分肉，和气血，通窍祛湿。

4.1.3 处方

生姜、地胡椒、葱白各等量。

4.1.4 操作方法

将生姜、葱白切碎放入锅内加水煮沸 5 分钟，或直接用开水浸泡。水温凉到 40℃左右，浸泡双脚到药液逐渐变凉，如足感水温已见凉感则停止泡治。每日 1 次，5 日为 1 个疗程。

4.2 肚子冷痛

4.2.1 概述

土家医肚子冷痛，相当于中医的"胃脘冷痛"。其症多见上腹部冷痛，手摸患处有冷凉感，空腹时掣痛或刺痛，喜热怕冷，得热痛减，遇冷加重，日轻夜重，口淡不渴，或喜热饮，食后饱胀难化，易打嗝上泛。初见舌淡苔薄白，脉弦紧；日久不愈，寒邪盘踞中元，气血不畅，饮食留滞不化，则见舌淡黯、苔白腻、脉沉缓弦滑。

4.2.2 治则治法

暖肚赶寒，行气活血，和胃消食。

4.2.3 处方

干姜 10g，干川椒 3g。

4.2.4 操作方法

将上药加水适量水煎，取药水，泡双脚。每次 25～30 分钟，每日 1 次。

4.3 冷性呕吐

4.3.1 概述

土家医冷性呕吐，相当于中医"寒邪犯胃呕吐证"及西医"胃肠型感冒"。其症多见暴受风寒或过食生冷后，出现上肚子饱胀不适、不思饭菜、痉挛疼痛、恶心呕吐等症。舌淡苔白，脉沉紧或沉弦。

4.3.2 治则治法

温散寒毒，和肚止呕。

4.3.3 处方

熟幽子 20g，酒曲子 30g。

4.3.4 操作方法

上药加水适量，武火煎沸后改文火煎半小时，取汁泡双脚。每次 30 分钟，每日 1 次。

4.4 大关门症

4.4.1 概述

土家医大关门症，相当于中医"冷秘"及西医的"习惯性便秘"。土家医的大关门，即因大便秘结不通，取类比象似大门关闭不开而得名。症见大便艰涩，肚痛拘急，肚子胀满拒按，软胁胀痛，手足冰凉，喜热怕冷，呕吐打饱嗝。舌淡，苔白腻，脉沉弦紧。

4.4.2 治则治法

通经下气，润肠通便。

4.4.3 处方

狗屎柑（干品）5g，大黄 10g，麻仁 6g。

4.4.4 操作方法

上药水煎沸半小时后，取液，温水泡双脚，每次 20 分钟，每日 1 次。此法具有泻下元湿热，润肠通便功效。

4.5 小关门症

4.5.1 概述

土家医的小关门，属于滴尿症之一候，相当于中医"癃闭"及西医"急性尿潴留"，因小便闭塞如门不开而得名。主症见小溲不利，点滴不畅或尿路闭塞不通，尿道无涩痛，小肚子胀满不适。舌淡或紫黯，苔白或腻，脉沉弦紧或沉迟。

4.5.2 治则治法

温火赶寒，通经开闭。

4.5.3 处方

洋葱（含葱根）80g，韭菜根60g，菟丝草50g。

4.5.4 操作方法

上药加水适量，文火煎沸40分钟后，取液候温热适中，用药水泡脚。每次20分钟，每日1次。

4.6 吊茄子症

4.6.1 概述

土家医吊茄子症，又叫漏茄子症，相当于中医的"阴挺症"及西医的"子宫脱垂症"。其症多见面色萎黄，饭食无味，小肚子不适，小腹隐痛，站立或用力时阴中有物梗塞，白带增多，月经异常。

4.6.2 治则治法

补气固摄，升提举陷。

4.6.3 处方

土党参10g，升麻根10g，金刚刺30g，飞落伞10g，山栀子10g，川续断10g。

4.6.4 操作方法

上药加水适量水煎，取药液倒入木盆中，趁热熏患处，候温热适度，然后坐浴。水冷后，倒入洗脚盆中再加沸水适量，将温度调为45℃左右泡脚。每次20～30分钟，每日1～2次。该方药具有补中益气、固涩升提功效，用于漏脏头症和吊茄子症的治疗。

4.7 烂脚叉、烂手叉症（手脚癣疮）

4.7.1 概述

土家医烂脚叉症（又叫"落地霉"）和烂手叉症（又叫"粘手霉"），相当于中医的"手足癣疮"和西医的"手足皮肤真菌感染"。其症多见于久居潮湿之地，或水中作业，或汗脚鞋中潮湿，引起湿毒霉虫感染。初时多见脚丫有水疱，甚则脱皮糜烂，瘙痒流汁；严重者，手板皮、脚板皮大片裂口脱屑，瘙痒难当。若霉虫潮毒化火，可出现上行攻心症状，多见舌淡红或微红，苔白腻或黄腻，脉滑。

4.7.2 治则治法

燥湿败毒，祛风杀虫止痒。

4.7.3 处方

苦参、河柳树叶、土槿皮、土大黄各适量；或化香树皮、藿香、三百棒、木姜子、湘西米醋各适量。

4.7.4 操作方法

上药加水适量，文火煎沸后半小时，取药液兑温水泡脚。每日1～2次，7日为1个疗程。

4.8 风气病

4.8.1 概述

土家医风气病，相当于中医"风湿痹阻证"及西医的"风湿性关节炎"。表现为患处肿胀，疼痛重着，皮色如常，皮温正常或略冷，活动受限，得温痛减，遇冷加重。舌淡苔白，脉沉弦缓。

4.8.2 治则治法
祛湿败毒，消肿止痛。
4.8.3 处方
石菖蒲、艾叶、老茅根、桃树枝、桑树枝各适量。
4.8.4 操作方法
上药切细加水，煎沸20分钟后取液，药液兑温水泡脚。每次20分钟，每日1～2次，7日为1个疗程。

5 禁忌证
a）有严重心血管疾病的患者；各种出血患者，如吐血、呕血、便血、鼻出血等患者；急性肝坏死，严重肾衰竭，流痰（相当于西医的"骨髓炎"），痨瘵（相当于西医的"结核性关节炎"），活动性肺结核患者禁用。

b）皮肤溃烂，急性皮肤炎症，长疱、疮、痈、疖患者；虫蛇咬伤，水火烫伤，足部外伤患者禁用。

c）妇女经期，5个月以上孕妇，老年体虚者禁用。

6 注意事项
a）泡脚前，详细询问患者病史，有皮肤过敏者，不宜用强刺激性药物。久病体弱及心血管疾病患者，用药量不宜过大，治疗时间不宜过长，病愈即止。

b）泡脚前，先用清水清除脚部的污垢、汗渍，待脚掌清洁后，再用温药水泡脚。

c）饭前、饭后1小时内，或过饱、过饥、过度疲劳者，酒醉后均不宜泡脚。

d）泡脚时，患者出现头晕、心慌、面红、异常出汗等症状，应暂停泡脚治疗。

e）泡脚时，出现瘙痒、斑丘疹等药物过敏反应者，立即停止泡脚。

f）泡脚时，脚部行按摩，手法不宜过重，忌用力搓擦皮肤，防止擦伤皮肤。

g）泡脚完毕后，用毛巾擦干脚部药水。

7 异常情况及处理措施
温水泡脚时，由于脚部血管扩张，使头部血液供应减少，患者治疗完毕后马上起立，会出现大脑缺血、缺氧而引起头晕或体位性低血压。此时应嘱患者静坐或卧床休息，喝温开水或糖水，之后缓缓起立。

团体标准

T/CMAM T12—2019

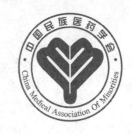

土家医医疗技术操作规范
土家医烧艾（克尔思务诊业细）技术

2019-12-30 发布　　　　　　　　　　　　　　2020-06-30 实施

中国民族医药学会 发布

土家医医疗技术操作规范　土家医烧艾（克尔思务诊业细）技术

1　术语和定义

土家医烧艾（克尔思务诊业细，Kex six wuf zenx nier xif）技术，是将干燥艾叶及配伍药物共同制成艾绒，置于体表穴位或患处进行烧灼，利用温热刺激和药物作用诱导，或以烧艾的温热作用和药物治疗效用直接作用于患处，以治疗各种寒性病证的传统外治方法。

2　分类

根据病情及患者年龄而采用不同的烧艾方法，如直接置于体表穴位或患处的药麝直接烧艾法，以及隔盐烧、隔蒜烧、隔姜烧、隔生附片烧和搓艾成条的悬空烫等。治疗部位上，有烧穴位法和以患处为穴的烧痛处法（又叫烧阿是穴）等。其临床应用很广泛，故有"一艾烧百病"的说法。

烧艾疗法具有温经赶寒、活血通脉、散风祛湿、暖脏补虚、补火回神、补气固脱、消肿散结、拔毒泻火、通畅气机的功效与防病保健作用。

3　范围

适用于各种痛证及寒性病证的治疗。

4　艾绒的制作及基本操作方法

4.1　艾绒的制作

将艾叶放于锅中，微火焙干，用手搓成绒状或放入擂钵中轻擂，用细筛去除艾绒中的杂质和灰末，所得松软的纤维状物即为艾绒。

4.2　操作方法

根据临床治疗需要，选定一个或多个穴位，用水笔做好标记。将已配制的艾绒用手揉成苞谷子大小的圆形艾团，要求下圆上尖，外形呈圆锥状。根据病情、患者体质和对烧灼疼痛的耐受力等因素，酌情决定艾团大小，小者如麦粒，大者如枣核。

4.2.1　直接烧艾法

在选好的穴位上涂一点清水或盐水，也可用桐油、蜂蜜、凡士林。将艾团粘置于穴位上，点燃线状炷香，待无明火时，以香火引燃艾团尖端，边烧边吹，并用手在艾团周边轻轻摸按皮肤，以便分散患者的注意力，消除其紧张情绪。待艾团即将燃尽，患者感觉疼痛剧烈难忍时，术者以拇指指腹醮少许清水快速压在燃烧的艾团上，稍压片刻，以火熄为度；也可用硬币做的烧艾按火器醮水将艾火按熄，此为1燔。

4.2.2　间接烧艾法

烧艾治疗时的艾团艾火因隔离物而不直接与皮肤接触，土家医又叫"隔火烧艾法""隔物烧艾法""隔药烧艾法"。即在治疗穴位上加上有治疗作用的鲜药片或其他保护性介质，艾团置于隔离片上点火烧治，是一种药物贴敷外治与烧艾温热疗法相结合的传统外治方法，常用的有隔姜烧艾、隔盐烧艾、隔蒜烧艾、隔附片烧艾等。

4.2.2.1　隔姜烧艾法

切取鲜生姜片厚6～9mm，用粗针在姜片穿刺小孔若干，并置于治疗部位，上置艾团烧治。以患者有热感、局部皮肤红晕出汗为度。如患者热不能忍，则暂时移起姜片，火势渐小再贴上烧治。根据病情，可反复施治，燔数视病情而定。此法多用于肚子冷泻、肚子冷痛、冷风气肿痛、面瘫和着凉闭汗症等。

4.2.2.2 隔蒜烧艾法

用紫皮五月蒜头切成3～5mm薄片，穿刺数孔，并置于治疗部位，上放艾团点燃施治。每烧3～5燔则换去蒜片，每一治疗部位可烧6～9燔。此法多用于疡子、疮痈、瘰病、虫毒伤等病证。

4.2.2.3 隔盐烧艾法

此法多用于肚脐烧艾。先将草纸浸湿，铺在肚脐眼内，用细盐填平，其上再垫穿孔薄姜一片，艾团置于姜上烧治。患者感觉疼痛时则用镊子夹去艾团，重新烧治，燔数多少视病情而定。此法多用于屙红白痢、霍乱症、四肢厥冷、虚脱、中风、大小便失禁等。

4.2.2.4 隔附片烧艾法

八厘麻子根（鲜附子）切薄片穿孔，或生附子粉加面粉用水或甜酒汤调和做饼穿孔，厚6～9mm，烧艾方法如隔姜烧艾法。此法多用于跑马症、阳痿、早泄、疱疮不敛、寒疮不化脓又不收口等。

4.2.2.5 隔葱烧艾法

将韭菜或葱白适量，鲜捣如泥，敷于肚脐上，葱泥范围盖过肚脐孔一横指，艾团置于上烧治，以患者感觉腹中温热不疼痛为度，不拘燔数，最多可10～15燔。此法多用于尿闭、虚脱、肠子胀气不通、女子乳痈初起等。

4.2.2.6 悬空烫灸法

用清艾条在离治疗部位10～20mm的上下方，利用艾火热力烫治。

鸡啄烫：在治疗部位盖上浸有桐油的草纸，以艾火在纸上上下移动，反复快速啄烫。

药艾熏烫：艾火置于治疗部位下方，用热力和药物烟熏患处。

4.3 治疗部位

根据临床病证的治疗需要，可循经取穴、隔经取穴、上病下治、下病上治、左病治右、右病治左、腰腹病取足、头颈胸病取手等；也可据经验治疗穴施治，或以患处症状最明显处作为治疗穴，即以患为穴等。

5 常见病操作技术

5.1 风湿肿痛病

5.1.1 概述

土家医风湿肿痛病，相当于中医的"寒湿痹阻证"及西医的"风湿性关节炎"。症见肿胀疼痛重着，皮色如常，皮温正常或略冷，活动受限，得温痛减，遇冷加重，舌淡苔白，脉沉弦缓。

5.1.2 治则治法

补火散寒，温经通脉，消肿止痛。

5.1.3 处方

以痛处为穴或取邻近脏腑经络穴施治，直接灸加悬空烫。

颈部：取颈夹七、天柱、大椎、压痛点等。

肩部：取肩髃、肩窌、肩内陵、臑俞、肩贞、压痛点等。

肘部：取肘窌、曲池、天井、压痛点等。

腕取：取阳池、阳溪、压痛点等。

指节：以压痛点为穴。

腰：取夹七、相应龙节骨正中点、两侧肌肉压痛点等。

骶部：取髂骶关节连接处和有丸子处或压痛点等。

踝部：取环跳、承扶、阴廉、居髎、秩边、压痛点等。

膝部：取内外鬼眼穴、伏兔、梁丘、血海、曲泉、阴陵泉、阳陵泉、压痛点等。
踝部：取昆仑、丘墟、申脉、照海、中封、解溪、商丘、压痛点等。
趾关节：以肿痛点为穴。

5.1.4 操作方法

患者取适当体位，充分暴露患处。术者用手摸按，寻找患处肿痛最明显的点，用笔做记号。点燃清艾条，围绕治疗点在患处做回旋悬空烫，先远后近，边烫边用手轻轻按揉患处，以患者舒适为度。悬空烫10～15分钟，然后在治疗穴直接烧药麝艾，每穴1～3燔。

5.2 肚子痛

5.2.1 概述

土家医肚子痛，相当于中医的"胃脘痛"及西医的"胃痛"。过食生冷或外感风寒湿毒致使肚子气机郁滞不通，和降不畅，不通则痛。临床上多见心窝下疼痛，或胀痛，刺痛，闷痛，隐隐作痛。常伴有肚子饱胀，恶心作呕，或嘈心吐酸水，吃东西无味或食量减少等停食症状。舌淡，苔白兼腻；停食化火者可有黄苔，脉弦滑。

5.2.2 治则治法

温运中元，和肚降气，通经止痛。

5.2.3 处方

足三里、中脘、脾俞、胃俞、天枢、关元。

5.2.4 操作方法

患者取仰卧位，隔姜以药麝艾灸足三里、中脘、天枢、关元。每穴5～7燔。或患者取坐位，用药麝艾直接灸脾俞、胃俞各1燔。隔日1次，7次为1个疗程。

5.3 腰杆痛

5.3.1 概述

土家医腰杆痛，相当于中医的"腰痛"及西医的"腰肌劳损""棘间韧带病变""腰椎退行性改变""风湿类腰间组织病变"。临床多见腰杆胀痛，冷痛，酸痛或刺痛；或兼拘挛僵硬感，俯仰艰难。阴雨风冷受寒加重，得热则痛减，多于龙节骨正中或两侧有压痛点。舌淡苔白，脉沉弦或涩。

5.3.2 治则治法

温肾，祛寒通经，赶气行血，舒筋止痛。

5.3.3 处方

肾俞、大肠俞、压痛点、委中、腰阳关、膈俞等。

5.3.4 操作方法

患者取俯卧位。术者可先用清艾条点燃，回旋悬空灸，每穴3～5分钟；再于相关穴位，用药麝艾直接灸1～2燔。每日1次或隔日1次，15日为1个疗程，休息3日后再行下一疗程。

5.4 猴儿疱

5.4.1 概述

土家医猴儿疱，又叫"抱耳风""耳衬"，相当于中医的"痄腮"和西医的"急性流行腮腺炎"。症状多见发高烧，头痛，作呕，身重乏力，思睡厌食；耳巴子前下方红肿热痛，摸按痛增，常常首发于一侧，对侧继而发病，口中流涎，吞咽困难。舌红，苔薄黄，脉数。

5.4.2 治则治法

赶火败毒，消肿止痛。

5.4.3 处方

角孙、曲池、下耳尖穴。

5.4.4 操作方法

剃去同侧角孙穴处头发，根据患者年龄大小和体质强弱等因素决定艾团大小。在同侧角孙、下耳尖、曲池穴，用棉签涂少许桐油，贴上纯艾团直接灸。每穴1～3燋，每日1次，5日为1个疗程。

5.5 脑壳痛

5.5.1 概述

土家医脑壳病，相当于中医的"头痛""头风"和西医的"偏头痛""紧张性头痛""心血管疾病性头痛"等。以患者自觉头部疼痛为主要症状。临床多见面额胀痛，刺痛，跳痛，冷痛，或走窜痛；舌淡黯，苔白或腻，脉弦滑或弦紧。

5.5.2 治则治法

舒经通脉，赶血透窍，走气止痛。

5.5.3 处方

八卦穴、太阳穴、天柱穴、百会穴等。

5.5.4 操作方法

就近取穴。脑痛取八卦穴，侧痛取太阳穴，后脑壳痛取天柱穴，脑壳顶上痛取百会穴。准确选取2～3穴，用药麝艾，艾团大小适中，每穴灸1～3燋，隔日1次，5次为1个疗程。

5.6 腰带疮

5.6.1 概述

土家医腰带疮，又叫"火龙缠腰症""褡袋疮"，相当于中医的"蛇串疮"及西医的"带状疱疹"。临床多见发病前轻微发热，全身不适；继而患处出现刺痛灼热，渐发紫红斑块，并慢慢出现成串水疱，成带状分布。水疱成簇发亮，疱浆清亮，疱周皮色有红晕。严重者，出现大水疱、血疱、或结黑痂，局部皮肤坏死。本病多发身体一侧躯干部，很少超过人体正中线。舌红，苔黄腻，脉滑数。

5.6.2 治则治法

赶火败毒，活血祛湿，通络止痛。

5.6.3 处方

痛处为穴（腰带头，腰带尾）、支沟、阳陵泉、合谷、大椎。

5.6.4 操作方法

在水疱初发之处，也即腰带头，选症状较重的两处施灸。在水疱发展的最末端，也即腰带尾，选最末端两处为施灸点。以药麝艾按先头后尾的顺序，每选3～5穴，每穴烧艾5～7燋，每日1次，7日为1个疗程。

5.7 拉稀病

5.7.1 概述

土家医拉稀病，又称"拉肚子"，相当于中医"泄泻"及西医的"急慢性肠炎"。烧艾疗法适用于慢性泻肚子的虚证与寒证。拉稀多因水谷不化，清浊分流失当，水液失制，下走肠道而成。症见食少畏寒，腹肚鸣响，胀气不适或疼痛，排便次数增多，大便清稀如水或溏薄，甚至完谷不化。腹肚喜温喜按，舌淡苔白滑，脉缓。

5.7.2 治则治法

散寒化湿，理中止泻。

5.7.3 处方

肚脐、天枢、气海、足三里、梁丘。

5.7.4 操作方法

患者取仰卧位，肚脐用隔盐烧艾法，其他穴直接烧艾。每穴用药艾或药麝艾烧3～5燔，每日1次，5日为1个疗程。

慢性虚寒泻，中脘、天枢、关元、足三里直接用药艾烧治。隔日1次，1个月为1个疗程。

泻肚子经验穴，可取足外髁高点直下，申脉穴下一横指赤白肉际处，以药麝艾用温和烧法，每次20分钟，1日2次。

6 禁忌证

a）虚火上冲，或邪火内盛者；火炽神昏，抽筋，中风闭证，极度衰弱的恶病质者；女子小月、怀孕期间，糖尿病，严重心肾疾病患者禁用。

b）面部不宜用直接烧艾法，以免形成烫伤瘢痕；骨节活动处不宜大面积烧烫发疱，以免感染外毒，化脓溃疡难以愈合；心脏等重要脏器部位，乳头，大血管，阴部，睾丸，浅表的筋腱等处不宜直接烧艾。

7 注意事项

a）烧艾时，患者体位应适当，以舒适和便于烧艾为准，防止艾团脱落烫伤。直接烧艾时，热力较强，应注意防止烧伤皮肤，尤其神志不清、感觉麻木的患者应格外注意。

b）烧艾应在无风的静室里进行，防止冷风直接吹拂，或吹散体表穴位上的燃火艾绒，避免火星灼伤皮肤。

c）烧艾治疗后，忌食生冷、腥臭、发物，包括雄鸡、鲤鱼、羊肉、母猪肉、种猪肉、牛肉、虾、酸菜、茶等。忌洗冷水脸、冷水沐浴，烧治部位不能沾水，也不可抹擦。

d）烧艾治疗一周内，不得从事重体力劳动，注意保暖和休息，忌房事。

e）烧艾后有痒感时不能抓挠，以免感染外毒。烧艾后皮肤起小水疱者，一般一周左右可自行消失；水疱较大者，用消毒针从下方刺破，放出水液，然后涂抗生素软膏，消毒纱布敷盖固定。

f）烧艾顺序，一般先头后四肢，先上后下，先背部后腹部，先腑经后脏经。烧艾燔数先少后多，烧艾火力先小后大。特殊情况，应根据病情治疗需要灵活变通。

8 异常情况及处理措施

a）在烧艾过程中，偶可因精神紧张、疼痛、过饱、过饥、过累等发生晕灸现象。临床多见头晕、恶心、面色苍白、心慌气急、出虚汗、手足冰凉，甚至晕死等急症表现。一旦晕灸现象发生，应立即移除燃烧的艾团，停止烧艾，给患者喝热糖水，并做相应对症处理。

b）皮肤意外烫伤时，用生理盐水清洗创面灰尘，外涂烫伤药膏，防水，防感染。

c）在烧艾治疗期间出现口渴、便秘、尿黄等化热征象时，可用土家医药对症处理，如生津降火的清凉饮料等可酌情使用。

团 体 标 准

T/CMAM T13—2019

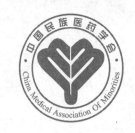

土家医医疗技术操作规范
土家医推油火（米色堤别诊业细）技术

2019-12-30 发布 2020-06-30 实施

中国民族医药学会 发布

土家医医疗技术操作规范 土家医推油火（米色堤别诊业细）技术

1 术语和定义

土家医推油火（米色堤别诊业细，Mix ser sif biex zenx nier xif）技术，是聚温热疗法和药物疗法与推抹、拍打疗法为一体的土家医传统外治技术，又称为"油火泡"，或称"油火泡沫"。

此技术具有活血、赶寒气、祛风湿、舒筋脉、止疼痛的功效。

2 范围

适用于各种寒性病证的治疗。

3 常用器具及基本操作方法

3.1 常用器具及材料

锅、桐油及处方药物。

3.2 油火泡沫制作

将桐油及药物放入铁或瓷锅中，点火将油加热至沸，以出现泡沫为度。

3.3 操作方法

术者双手常规洗净，用手抓起煮油锅中泛起浮在油上的黄白色泡沫作为介质，迅速放在治疗部位。治疗时，根据不同部位选择推抹方式。

推抹腹部时，由上到下，并可以肚脐为中心按顺时针方向推抹。有确凿影像证据证明，内脏反位的患者按反时针方向推抹，可以复正。

头部，由前向后推抹。

颊部，采用回旋推抹手法。

颈腰部，从头向脚方向推抹。

背部、肩胛部，由头向脚方向和从龙节骨向左右推抹。

髂骶部、髋部，由向心部向远心部推抹，并可在患处作回旋推抹。

四肢干部，从近心端向远心端推抹。

肩、肘、膝、踝关节，除回旋推抹外，尚须超过关节范围从近心端向远心端推抹。

手足心推抹时，术者以自己手掌小鱼际在患者手足心做回旋推抹。

3.4 治疗体位

根据治疗部位的不同，嘱患者选择舒适、便于推油火治疗的操作体位。如腹部推油火，选仰卧位；头部推油火，可选坐位；颈、背、腰、臀部推油火，选择俯卧位；肩关节、髋关节推油火，选择治疗部位在上方的侧卧位；下肢膝髁关节，可选坐位或仰卧位均可。

4 常见病操作技术

4.1 冷骨风病

4.1.1 概述

土家医冷骨风病，相当于中医的"寒凝筋骨证"及"产后风""伤后虚风"。症见肢体关节冷痛麻木，活动受限，怕冷畏风，得温则舒，遇寒痛增。舌色淡黯或紫黯，苔白，舌下络脉青紫，脉沉弦细弱或沉紧而迟。

4.1.2 治则治法
温经散寒，活血通经，赶风止痛。
4.1.3 处方
川乌、草乌、马蹄香、三角风、海风藤、红三百棒根叶、冷饭团根皮各等量。
4.1.4 操作方法
上药切片后，用擂钵擂碎，焙干，用碾子或粉碎机制成药末。每用 50～70g，置锅内，加桐油适量熬制油火泡沫，备用。根据治疗需要，嘱患者在治疗床上选择适当体位。术者手抓油火泡沫放于治疗部位，根据患处位置不同，分别选用由上向下、由近心端向远心端以及回旋推抹等方式，反复循环治疗，必要时可多种推抹手法配合运用。油火泡沫变冷时，再从油锅中抓热泡沫放在治疗部位上，继续推抹。每次 20～30 分钟，每日 1 次或隔日 1 次，7 日为 1 个疗程。3 个疗程无明显改善者，改用其他治疗方法。

4.2 半边风后遗症
4.2.1 概述
土家医半边风后遗症，相当于中医的"中风后遗症"及西医的"脑血管意外恢复期"。临床常见半身瘫痪，或患侧某一局部功能失用；患处肿胀麻木，汗出异常，手摸患处不温，肢体痿软无力或挛缩拘急；日久则患肢萎缩，功能失用。
4.2.2 治则治法
活血通络，透窍豁痰。
4.2.3 处方
鸡血藤 15g，络石藤 15g，老钩藤 15g，岩菖蒲 10g，地雷 10g，铁脚七 12g。将药物切薄片，干燥，用粉碎机制成粗末，放入锅中，加桐油适量，制油火泡沫。也可预先制备，临用加热起泡即成。
4.2.4 操作方法
患者取侧卧位，暴露患侧，术者抓取加热后的油火泡沫，从头经肩向手、从颈经腰背向足反复推抹。冷后再从锅中抓取油火泡沫重复操作。每次 30 分钟，每日 1 次，每 7 日休息 1 日为 1 个疗程。3 个疗程无改善者，改用他法。

4.3 冻疮
4.3.1 概述
土家医的冻疮，相当于中医的"冻疮""冻伤"及西医的"冷冻性损伤""战壕足""水浸足"。冻疮多发于暴露部位，以局部肿痒、发凉、疼痛及皮肤出现紫斑或起水疱、溃疡等多见。冻僵多见于寒天溺水，或因醉因伤病久困于冷湿之地，出现肢体冰冷僵硬、口唇青紫、肌肤色黯、毛孔收缩成鸡皮状、寒战、呼吸微弱、神志模糊、脉微而迟等症。
4.3.2 治则治法
温经散寒，活血通脉。
4.3.3 处方
四两麻 5g，干姜 9g，红花 6g，当归 10g，三百棒根皮 10g，茄子根 15g，肉桂 5g。将上药切细焙干，研粗末，放入锅内，加桐油适量，小火熬出油火泡沫备用。
4.3.4 操作方法
术者抓取油火泡沫置于患处，按常规推抹，并可按揉患处，冷则再抓起热油沫重复治疗，反复多次。每次 30 分钟，每日 1 次，7 日为 1 个疗程。

4.4 湿气病

4.4.1 概述

土家医湿气病，相当于中医的"寒湿痹阻证"。临床多见肢体肿胀、疼痛、重着，皮色淡黯或紫黯，舌质淡黯水滑，苔白腻，脉沉迟滑或沉弦滑。

4.4.2 治则治法

散寒通经，赶血行水，赶气止痛。

4.4.3 处方

四两麻 6g，三百棒茎皮 10g，甘遂 6g，巴岩香 12g，铁脚七 10g，生姜 15g，岩川芎 10g。上药切细焙干，用粉碎机粉碎成细末，置锅中，加桐油适量，文火熬至油火起泡沫，适当调小火力，温度控制在 60℃以下。

4.4.4 操作方法

患者在治疗床上选择适当体位，充分暴露治疗部位。术者抓取油火泡沫置于患处，按常规顺序推抹，感觉油沫变冷后，再从锅中抓取热油火泡沫重复治疗。在推抹的同时，可酌用按揉手法。每次 30 分钟，7 日为 1 个疗程。3 个疗程无明显改善者，改用他法。

4.5 腰杆痛

4.5.1 概述

土家医腰杆痛，相当于中医的"腰痛""腰腿痛"和西医的"腰肌劳损""外伤""腰椎退行性病变"。其症多见腰部疼痛，俯仰转侧不利，得热痛减，遇寒加重；部分可牵扯到臀、腿、脚麻木疼痛。舌淡，苔白，脉沉弦涩或沉弦紧。

4.5.2 治则治法

温经通脉，赶气活血，壮骨舒筋，祛风通络。

4.5.3 处方

伸筋草 10g，扯丝皮 6g，五皮皮 12g，夏天无 9g，螃蟹七 5g，柑子叶 10g，见肿消 9g。上药除柑子叶外全部切细，焙干研末，柑子叶擂成糊状，共放入锅内，加适量桐油调匀，文火熬至起黄白色油火泡沫备用。

4.5.4 操作方法

患者在治疗床上取俯卧位。术者抓起油火泡沫置患处，从头向脚方向反复推抹，冷后重新抓起热油火泡沫重复操作。每次 30 分钟，每日 1 次，7 日为 1 个疗程，休息 1 日，可重复治疗。

4.6 损伤肿痛

4.6.1 概述

土家医损伤肿痛，相当于中医外力引起的"跌打损伤"。症见患处肿胀青紫，无明显发热；胀痛或鸡啄样疼痛，日轻夜重，动则加重。舌黯淡有瘀斑，舌下络脉青紫怒张，苔腻微黄，脉弦涩。

4.6.2 治则治法

散血通脉，赶气止痛。

4.6.3 处方

三百棒 15g，血当归 10g，四两麻（阴干）6g，飞天蜈蚣 6g，巴岩姜 10g，白头婆（阴干）10g。将加工后的药物置锅内，加桐油适量，文火熬至黄白色油火泡沫浮起，保持油火泡沫温度在 60℃以下备用。

4.6.4 操作方法

患者或坐或卧，取适当体位充分暴露患处。术者抓起油火泡沫置于患处，按常规手法推抹，并可按揉叩拍，力度适中，以患者感觉舒适为度。油沫变冷后，重新抓取热的油沫反复施治。

5 禁忌证

外感热证，溃疡性皮肤病，肚肠出血症，胃肠肿瘤等疾病禁用。

6 注意事项

a）严重心肾功能不全或血糖、血压居高不下者，应谨慎施治，严格控制油温，防止高温刺激和烫伤引起不良后果。

b）注意调节酒精炉的火力，掌握好油火泡沫的温度，以油温不超过60℃为宜。

c）术者抓取油火泡沫时要迅速，做到速抓速放，并且不可抓及泡沫下的药油，以免造成术手被烫伤。

d）术者应根据患者的身体状况和皮肤特点，掌握油火泡沫的温度。毛孔粗大、皮肤粗糙厚实者，可适当升高温度；儿童和皮肤细嫩的患者，油火泡沫的温度应适当降低。抓放油火泡沫时，应密切注意术手的温度感觉，防止烫伤患者皮肤。

7 异常情况及处理措施

a）推油火技术的治疗过程中，偶见因油火泡沫温度过高，烫伤术手或患者皮肤。如发生烫伤，可立即用75%酒精纱布湿敷患处降温，尽量不用冷水浸泡，防止起泡增加。灼痛减轻后，酌情外涂烫伤药膏。

b）局部皮肤过敏时，可涂地塞米松软膏。较重者，使用抗过敏治疗方案。

团体标准

T/CMAM T14—2019

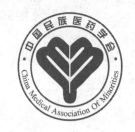

土家医医疗技术操作规范
土家医放痧（不实补六诊业细）技术

2019-12-30 发布　　　　　　　　　　　　　　　　2020-06-30 实施

中国民族医药学会　发布

土家医医疗技术操作规范 土家医放痧（不实补六诊业细）技术

1 术语和定义

土家医放痧（不实补六诊业细，Bur sir bux lur zenx hier xif）技术，民间又称"刮痧疗法"。
此技术具有赶血走气、透窍疏经、解痧赶毒的功效。

2 范围

适用于各种病证的治疗。土家医将内外邪毒引起气血逆乱，出现寒热异常等症状的急症叫痧症。土家医有"七十二痧症"之说，如红痧症、火痧症、热痧症、冷痧症、乌痧症、绞肠痧症、急痧症、慢痧症、羊毛痧症、蛤蟆痧症、马痧症、牛痧症、虫痧症、猴儿痧症等。对痧症的治疗主要采用刮痧法、滚痧法、挑痧法、提痧法、点痧法等放痧疗法。

3 常用器具及基本操作方法

3.1 常用器具

刮痧板，滚痧绳，滚痧棒，各种配方药物加工为放痧介质。

注：滚刮用具包括边缘光滑的专用木质、角质刮痧板，以及古代方孔圆形钱币（俗称小钱）、光洋（银圆，清末及民国钱币）、硬币、汤匙、嫩竹板、木梳背、生姜块、丝线、棉纱线、滚痧棒等；放痧介质包括桐油、茶油、姜汁、烧酒、药酒、清水、药汁、药油、清凉油、凡士林等。

3.2 操作方法

根据病情，选择治疗部位。进行放痧治疗时，充分暴露治疗部位，局部消毒处理。施术者在治疗部位涂刮痧介质，手持放痧器具在体表治疗部位，先上后下，先轻后重，有秩序地进行放痧治疗，反复数次至体表"痧"出。

3.3 治疗体位

根据痧症治疗需要选择放痧部位，可选择坐位、俯卧位、仰卧位、侧卧位等体位，也可根据治疗需要做适当改变。

4 常见病操作技术

4.1 红痧症

4.1.1 概述

土家医红痧症，相当于中医的"疫疹"。其症见初始恶寒发热，头身疼痛，全身出现痧点，颜色紫红，多见于胸腹四肢；继而骤然高热神昏，口鼻窍孔出血，痧点融合成斑，头痛身痛剧烈。舌红绛，舌苔黄或黄燥或焦黑，脉洪大或疾或数。

4.1.2 治则治法

泻火赶毒，凉血消痧。

4.1.3 操作方法

用凉水刮肩颈的大椎、手曲池、足三里等部位，十宣放痧泻热。

4.2 跳山症

4.2.1 概述

土家医跳山症，相当于中西医的"中暑"。其症多见暴受暑热或久处高热环境，大汗淋漓，口干心慌，饮不解渴；继而出现头晕头痛，眼花胸闷，四肢萎软，心慌作呕。舌干无津，脉细而疾或细数。
4.2.2 治则治法
退火降毒，安心生津。
4.2.3 操作方法
将患者移离高温环境，用刮痧板蘸凉水，从颈背腰胯缘龙节骨两侧刮至紫红色痧斑。用凉水拍五心（手板心、脚板心、脑门心）。神志不清者，掐人中、合谷、百会、涌泉。
4.3 羊毛痧
4.3.1 概述
土家医羊毛痧，相当于中医的"寒性腹痛"及西医的"肠胃型感冒"。临床表现为恶寒重，发热轻，腹肚手足逆冷；痧点暗淡，为母羊痧。若恶寒轻，发热重，手足额头暖和，痧点鲜红，则为公羊痧。其症多见腹肚胀痛，周身乍寒乍冷，呕恶上泛，心慌不宁，走气止痛，舌淡苔白腻，脉浮数或沉弦滑。
4.3.2 治则治法
赶毒，和肚，安中。
4.3.3 操作方法
在大椎、大杼、肺俞、膏肓、神堂、章门、期门、中脘、天枢、足三里等部位用姜汁为介质或用姜块刮痧。
4.4 肩膀痛
4.4.1 概述
土家医肩膀痛，相当于中医的"肩凝症""五十肩"及西医的"肩关节周围组织炎"。其症多见肩部酸重疼痛，呈静息痛，有时牵涉颈部和上肢放射性疼痛，疼痛日轻夜重；肩关节周围软组织压痛，活动受限，转动上肢则疼痛加重，甚者难以抬手摸头。日久寒毒湿气成痰，胶结于骨节，造成活动时肩关节摩擦有声。疼痛得热痛减，遇寒加重。舌淡，苔薄白，脉濡缓。
4.4.2 治则治法
赶气活血，散寒，舒筋止痛。
4.4.3 操作方法
用刮痧板蘸取赶风散寒、活血通经、除湿舒筋的药油为介质，在患侧颈根、肩膀、上臂刮治，并且用刮痧板边角点按肩前、肩髃、肩髎、肩贞、压痛点。手法力度适中，以皮肤泛红为度，隔日1次，7次为1个疗程。或取风府、天柱、大椎、肩井、曲池、合谷等部蘸介质刮痧，以刮出紫红痧斑为度，并点按上述穴位，7日1次，3次为1个疗程。
4.5 绞肠痧
4.5.1 概述
土家医绞肠痧，相当于中医的"肠痈"及西医的"急性阑尾炎"。临床上多见猝然上腹或肚脐周围阵发性闷胀疼痛，泛恶呕吐；继而疼痛转移到右下腹，呈刺痛、绞痛和放射痛，右下腹压痛、反跳痛，侧卧向后扳右腿，疼痛加重。便秘尿黄，身发寒热，色红或有鲜红散在痧点，苔黄腻，脉滑数。
4.5.2 治则治法
败火赶毒，顺气通腑，破积攻下。
4.5.3 操作方法
用黄剥皮、黄珠子、酸汤根、姜黄、铁马鞭鲜药各适量，加水和冰片少许，共捣取汁为介质。用刮痧板蘸取药液刮腰背龙节骨两侧、阑尾穴、足三里、大横、天枢、曲池、内关、阿是穴。右小肚痛点刮痧时，力度要稍轻而快，不宜点按。其余穴位加用点按手法。刮后以药渣外敷右小肚，并且不拘时滴药汁以保持湿润。

4.6 马痧症
4.6.1 概述
土家医马痧症，又叫"蒙痧症""马杀症"，相当于中医温病学的"暑温""伏暑"和西医的"化脓性脑炎""病毒性脑膜脑炎"。其症多见初有轻微寒热不适，移后猝然高热，头痛如劈，面红目赤，呕吐；甚至暴呕如喷射，颈项僵强，神昏谵语，目翻口噤，肢体逆冷。舌红或红绛，舌苔黄或黄燥，脉洪数。

4.6.2 治则治法
断瘟解毒，败火清心，醒神开窍。

4.6.3 操作方法
太阳、八卦、百会、尺泽、委中、十宣等用麝针放痧泻火。神昏僵强，加掐人中、合谷、内关、足三里、太冲以开关醒神。鲜薄荷加水捣汁，刮痧板蘸取药汁从头颈、肩腰、手脚刮至淡紫红痧斑。

4.7 闭汗发热症
4.7.1 概述
土家医闭汗发热症，相当于中医的"风寒外感""伤风外感发热"及西医的"上呼吸道感染发热"。其症多见喷嚏清涕，怕冷发热，头痛身重，咳痰清稀，喉痒无汗，舌淡苔白，脉浮紧，或濡缓。

4.7.2 治则治法
赶风散毒，通经活血，放痧开闭。

4.7.3 操作方法
患者坐位或卧位，术者用刮痧板蘸姜汁或用姜块，先头面，再颈、背、腰、上肢，后下肢刮痧，以刮处出现淡紫红痧斑为宜。3日1次，再刮时避开前次的痧斑。

4.8 颈根病
4.8.1 概述
土家医颈根病，相当于中医的"颈痹"及西医的"颈椎退行性病变"。其症多见颈根强直拘挛，运动失利，肩臂麻木疼痛，头晕目眩，转头加重，头痛或半边头痛，脚杆无力，颈根有压痛点，得热症减，遇冷加重。舌淡，苔白，脉浮紧或弦紧。

4.8.2 治则治法
赶寒舒筋，通气活血，止痛。

4.8.3 颈痛滚痧油处方及配制
半截烂5g，八厘麻5g，螃蟹七5g，八角枫9g，见肿消10g，罗汉虫10g，三百棒15g，岩菖蒲6g，四两麻5g，蜈蚣3条，岩川芎6g，小血藤12g，地胡椒10g，茶油适量。将上药浸泡在茶油内，7日后文火熬至药枯黄，退火，过滤，加冰片3g，收储备用。

4.8.4 操作方法
用滚痧棒、棉纱线或丝线蘸取颈痛滚痧油介质，在颈肩、背臂部重复单向滚刮，手法宜轻柔，每次20分钟，以皮肤泛红不起痧斑为度。隔日1次，7次为1个疗程。

4.9 急痧症
4.9.1 概述
土家医急痧症又叫"霍乱症"，相当于中医的"暴泻""湿热泄泻""类霍乱症""真霍乱症"及西医的"急性胃肠炎""细菌性食物中毒"。其症多见误食含有湿热毒气的食物或饮水，忽然起症，出现上呕下泻、肚子掣痛、肠鸣肚胀、便稀如水、泻下急迫。或伴有发热，严重者泻势猛烈，口渴，舌干瘦，皮肤干燥，目眶下陷，少气无神，甚至神志昏蒙，脉细而数。

4.9.2 治则治法

解毒败火，燥湿，止泻止呕。

4.9.3 操作方法

用刮痧板蘸清水，刮至背腰龙节骨两侧肚干筋、下肢外上侧的肚经和上肢外上侧的大肠经皮肤出现紫红痧斑。然后用手按、掐、提梁丘、足三里、合谷、内关等穴。

5 禁忌证

a）有凝血障碍倾向者，患溶血性疾病、急性传染性痧症、重症心肾疾病、高血压、严重糖尿病、中风急性期者禁用。

b）严重皮肤疮疡患者，皮肤过敏者及皮肤破损处禁用。

c）孕妇、妇女月经期、年老体弱或久病气血大伤者，以及过饱、过饥、过劳者禁用。

6 注意事项

a）放痧用具边缘要求光滑；滚痧线可用丝线或棉纱线，不宜用化纤线，以免擦伤皮肤。

b）术者要注意放痧力度的均匀适度，过轻达不到放痧效果，过重容易损伤皮肤，一般以患者能够接受为度。放痧时，滚刮部位必须出现痧斑后再滚刮其他部位。

c）放痧时，要始终保持滚刮部位润滑，不能干刮。滚刮时，自上而下，不能逆刮反滚。

d）挑痧和点痧时，用具和皮肤要严格消毒，防止感染。

e）放痧完毕后，用卫生纸擦净治疗部位的介质残留物，如油和水，然后穿好衣服，休息15～20分钟。

f）放痧治疗后饮食宜清淡，不宜吃油腻荤腥、辛辣、生冷等食物，烟酒亦当忌。忌暴食、暴饮、大汗、房事等。

g）放痧治疗后12小时内不洗澡，3天内不宜从事繁重体力劳动。

h）第二次放痧治疗应在治疗部位疼痛消失后进行（一般3～5天，因人而异），确因治疗需要提前进行放痧时，应避开前次治疗留下的痧斑部位。放痧后的治疗部位在2～3天内出现焦灼疼痛感时，应属正常现象，无须另行处理。

7 异常情况及处理措施

a）在放痧过程中，如发现患者心慌、气促、面色改变、出冷汗等异常现象时，应立即停止治疗，将患者移至明亮、宽敞、通风处平卧休息，饮白糖水或冷开水。

b）在刮痧治疗时，若力度过重，引起疼痛或皮肤损伤时，应休息3～5天后再行治疗。皮肤损伤者，伤处应消毒，涂消炎药膏，用消毒纱布敷盖，胶布固定，以免衣物碰擦和感染。

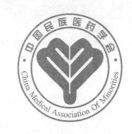

团 体 标 准

T/CMAM T15—2019

土家医医疗技术操作规范
土家医小儿推抹（波立是别诊聂细）技术

2019-12-30 发布　　　　　　　　　　2020-06-30 实施

中国民族医药学会　发布

土家医医疗技术操作规范 土家医小儿推抹
（波立是别诊聂细）技术

1 术语和定义

土家医小儿推抹（波立是别诊聂细，box lix sif biex zenx nier xif）技术，俗称"小儿推拿疗法"，在相应的部位和穴位采用推、抹、揉、点、按、掐、拨、刮、捣、捏、提、翻、摇等手法。

此技术具有疏通经脉、通关开窍、祛风赶寒、排毒等功效。

2 范围

适用于小儿走胎、腹痛、外感发热、惊风等病证。

3 常用介质及基本操作方法

3.1 常用介质

清水、酒精、姜汁等推抹介质。

3.2 操作方法

根据疾病选择相应的推抹部位，如手掌、手指、前臂、头部、腰背部、胸部、足部等。0～3岁儿童，由大人抱或坐位或卧位进行。术者在治疗体表穴位或部位，用拇指先轻后重、先上而下反复推抹。1个穴位推抹（包括推、揉、按、摩、搓、捏等手法）40～50次不等。小儿每次的推抹时间不宜过长，一般10～20分钟，每日1次或隔日1次，3～7次为1个疗程。

4 常见病操作技术

4.1 小儿走胎

4.1.1 概述

土家医小儿走胎，相当于中医的"疳证"及西医的"小儿消化不良并发营养不良"。临床多见形体瘦削，面色萎黄，毛发枯萎干燥，精神不振；或躁烦哭闹，睡中磨牙露睛，或喜俯卧；食纳欠佳或嗜食异物；或腹肚胀大，大便不调等。舌淡，苔白腻，脉弱或沉细滑，指纹淡或淡紫。

4.1.2 治则治法

健运中元，化生血精。

4.1.3 操作方法

患儿先取仰卧位，拨胸顺气，从胸骨向两边拨推12次，从排叉骨向下推至软腰处12次，再从喉结向下推至脐上四寸的中脘穴5～7次；以食指顺时针方向按揉中脘24次，再以手掌根推揉肚脐50～70次，重复操作推运中脘及肚脐7～12次为治疗1次；点按揉足三里、上巨虚、天枢各50～100次。然后患儿改俯卧位，向上推七节骨30～50次，从鱼尾向上翻皮到第一胸椎水平7次，并点按揉脾俞、胃俞50～70转。病情较重者，加点按揉建里穴、梁门穴。1日1～2次，7日为1个疗程。

4.2 小儿肚子痛

4.2.1 概述

土家医小儿肚子痛，相当于中医的"胃脘痛"及西医的"胃痛"。临床上多见心窝下疼痛，或胀痛，刺痛，闷痛，隐隐作痛；常伴有肚子饱胀，恶心作呕，或嘈心吐酸水，饮食无味或食量减少等停食症状。舌淡，苔白兼腻，停食化火者可有黄苔，脉弦滑。

4.2.2 治则治法

温运中元，和肚降气，通经止痛。

4.2.3 操作方法

患儿取抱位或先取仰卧位，术者点按揉足三里、内关、合谷各 80～100 转；搓热双手，再顺时针旋运中元 80～100 转。然后患儿取俯卧位，根据冷热虚实进行翻皮施以补泻。虚证、冷证，从下向头方向翻以补之，热证、实证，从颈向下翻以泻之，每次 10～15 遍。最后，术者以双手大拇指和中指的指腹在患儿第五、第六肋之间揉按肚干筋 15 转，再掐提肚干筋 1 次。阳气虚者，加点按揉脾俞、胃俞。气血不通者，加膻中、膈俞；肝气横逆者，加太冲、期门。

必要时以隔山消、地雷磨汁喂服，用于辅助治疗。每日 1 次，7 日为 1 个疗程，有改善后，可持续治疗 2～3 个疗程。

4.3 小儿着凉病

4.3.1 概述

土家医的小儿着凉病，相当于中医外感伤寒的"风寒表实证"及西医的"上呼吸道感染"。其症发热、怕冷、鼻塞不通、流鼻涕、喷嚏、咳嗽、呕吐等。舌淡，苔白，脉浮缓或浮紧；夹湿者多见白腻苔，缓滑脉。

4.3.2 治则治法

疏风赶寒，宣肺解表。

4.3.3 操作方法

患儿取抱位。术者先用双手大拇指蘸取姜汁，从眉中向上推抹到前发际，再从眉心经眉尾向两侧推抹到太阳穴处，各 24 次。

术者一手扶住患儿后脑壳，一手以食指和中指用力，紧贴患儿双鼻孔下缘，以腕力带动鼻孔下缘皮肤做上下反复不断地揉按，一般 50～100 次。

患儿掌心朝上，术者双手四指托住患儿手腕背面，以双大拇指于掌根横纹中间向两边推拨。向桡侧推为刨火，向尺侧推为分水。刨火当略快而力重，分水宜略轻而慢。怕冷轻、发热重，宜多向尺侧分水以熄火；怕冷重、发热轻，则宜多向桡侧刨火以温煦蒸化。一天以 24 次为度。

患儿掌心朝上，术者用手指蘸姜葱等热性药汁，由阳池推到曲池上面，或从患儿腕横纹中间向上推到曲池。量体质虚实，推 200～300 次。

患儿掌心向上，术者用手指蘸取药汁从指中节向远心推抹大拇指、食指、中指、二指头的指尖以退三元邪火；从指尖向近心方向推抹手指，补腰子真精以涵济三元真火。各 50～100 次。

每日 1 次，5 次为 1 个疗程。

4.4 小儿肚痛病

4.4.1 概述

土家医小儿肚痛病，相当于中西医所述的"小儿腹痛"。其症多见肚胀肠鸣，大便或溏或秘，或停食作呕；或肚子掣痛，喜温喜按，小便清长，面色萎黄。舌淡，苔白微腻，指纹色淡。

4.4.2 治则治法

疏经补火，赶风化积，顺气止痛。

4.4.3 操作方法

患儿取俯卧位，术者以中指按揉尾骨尖的鱼尾穴 50～100 次；再以食指、中指、二指的指腹推抹龙节骨，自鱼尾穴向上沿龙节骨到第四腰椎的命门穴推抹 70～100 次。推毕让患儿取仰卧位，术者揉热手掌，按于肚脐上做顺时针旋揉 50～100 次。点按揉合谷、内关、足三里、太冲等穴各 50～100 次。每日 1 次，7 日为 1 个疗程。必要时，配合小儿提风疗法联合施治。

4.5 闭汗发热病

4.5.1 概述

土家医闭汗发热病，相当于中医的"风寒外感""伤风外感发热"及西医的"上呼吸道感染发热"。其症多见喷嚏，鼻流清涕，怕冷发热，头痛身重，咳痰清稀，喉痒无汗，舌淡苔白，脉浮紧或濡缓。

4.5.2 治则治法

疏风透表，通经止痛，调平寒热。

4.5.3 操作方法

患儿取正抱位。术者用双手大指指腹从眉中向上推到发际线 24 次，必要时加用从印堂向上推到发际线 24 次。双手大指指腹从眉心经眉尾到太阳穴推抹 24 次。

患儿掌心朝上，术者双手四指托住患儿腕背面，以双手大指指腹于掌根横纹中间向两边推拨。向桡侧推为刨火，向尺侧推为分水。刨火当略快而力重，分水力宜略轻而慢。怕冷轻、发热重，宜多分水以济火；怕冷重、发热轻则宜多刨火以温煦蒸化。

患儿掌心朝上，术者手指指腹蘸姜葱等热性药汁，由阳池推到曲池上面，或从患儿腕横纹中间向上推到曲池。量体质虚实，推 200～300 次。

患儿掌心朝上，术者手蘸药汁从阴池穴推至曲池下，或从手背腕横纹正中凹陷处（一窝风）向上推至手拐子尖。量患儿虚实而施治，200～300 次。

每日 1～2 次，7 日为 1 个疗程。必要时，以赶风发表、散寒通经药物对症加减，配合治疗。

5 禁忌证

a）有严重心肺器质缺陷和心脏病，严重颅内损伤，严重凝血障碍或出血性疾病、肝病及精神病患儿禁用。

b）各种恶性肿瘤，外伤断骨脱榫，皮肤化脓溃疡，或流痰、丹毒、黄水疮等急性外科感染性患儿，以及急性黄疸、肺痨等急性传染病患儿禁用。

c）皮肤有烫伤，烧灼伤，擦伤，裂坼，破损，溃疡，疱疮等的患儿；自身免疫性溶血或皮肤划痕症，异位性皮炎等严重自身免疫性疾病患儿禁用。

d）体质严重羸弱，预计不能耐受推拿治疗者；未经监护人知情同意并声明治疗免责的危重病患儿等禁用。

6 注意事项

a）推抹治疗宜在安静舒适的环境下进行，防止不良声光电刺激而影响治疗。

b）治疗室冷热适度，空气流通，光线柔和明亮，温度一般以 28℃左右为宜，防止过热过冷。

c）治疗前先让家长配合，饮食哺乳适当，防止过饱、过饥、过渴，并排尽大小便后再开始治疗。

d）小儿皮肉筋骨娇嫩，推抹时力度要适当，防止不必要的外力损伤。

e）严格消毒措施，防止意外感染。术者对患儿进行推抹前要洗手消毒，所用器具要求洁净并严格消毒。所用鲜药须清水洗净，晾干水气，一次性使用，器具用后严格清洗消毒。禁止多名患儿同时共用器械药物。

7 异常情况及处理措施

a）因推抹出现适量红晕和轻微瘀斑，属正常现象，可不予特殊处理。若用力不当引起局部皮肤擦伤时，可于伤处以络合碘溶液消毒，涂消炎药膏，并用无菌纱布敷盖，胶布固定，以防感染。

b）如出现患儿对推抹介质意外过敏，轻微的可涂用肤轻松软膏、地塞米松软膏、丹皮酚软膏等。较重的，按常规抗过敏治疗。

c）如患儿因体质差异，出现类似晕针现象时，应立即停止治疗。与家长配合缓解患儿紧张心理，并喂母乳或温开水或白糖水。严重的，按掐人中、素髎、合谷、内关、中冲、少商。必要时，加用艾条或香烟头温灸百会。

团体标准

T/CMAM T16—2019

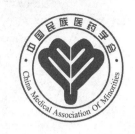

土家医医疗技术操作规范
土家医翻背掐筋
（坡尔体克尔阿汝筋克欤尺诊业拉）技术

2019-12-30 发布　　　　　　　　　　　　　2020-06-30 实施

中国民族医药学会 发布

土家医医疗技术操作规范　土家医翻背掐筋
（坡尔体克尔阿汝筋克欤尺诊业拉）技术

1 术语和定义

土家医翻背掐筋（坡尔体克尔阿汝筋克欤尺诊业拉，Pef tix kex ax rux jinx keix cir zenx nier lav）技术，是对颈、背、腰部皮肉筋骨和肋胁间筋经的掐点按揉、翻转叩拍等方法以治疗疾病的传统外治疗法。

此技术具有赶气行血、通经活络的功效。

2 范围

适用于各种痛证及小儿消化不良、外感凉证等病证。

3 常用器具及基本操作方法

3.1 常用材料

香油或茶油配制的治疗药酒。

3.2 治疗部位

颈部、背部、腰部、腹部、胁肋部。根据疾病需要，可加用手部、腿足部相应的穴位配合治疗。

3.3 操作方法

嘱患者脱去或拉开上衣，充分暴露治疗部位，一般为伏案坐位或俯卧位，小儿可由亲人端坐面对面将其抱紧。

术者在治疗部位先用棉签醮75%酒精涂搽，然后均匀地涂抹治疗介质，用双手的拇指和食指分别用力夹住患者龙节骨两侧皮肤，上自颈部，下到尾骶处有序翻转，连续10～15次，翻背完毕后掐隔筋1次。土家医所指"隔筋"，又叫"肚干筋"，位于两胁第五至第六肋骨之间。掐隔筋动作要快，用力不可过猛。翻背掐筋，每日1次。

在施用本法时，可根据内脏病特点，加用点按相应的腧穴和夹七及手足经验穴。在施用翻背、捶背、掐筋的同时，可按揉胸腹穴位以配合治疗，也可对症选用掐手筋、掐脚筋、掐颈根筋配合治疗。

4 常见病操作技术

4.1 外感着凉证

4.1.1 概述

外感着凉证，相当于中医的"伤寒表证"与西医的"普通上呼吸道感染"类似。多由外感风寒毒气，或夜热贪凉，冒风淋雨，冷水浸泡，劳作脱衣等引起的病证。临床多表现为恶寒发热，流清鼻涕，打喷嚏，头颈或全身疼痛不适；舌淡，苔白，脉浮紧或浮缓。

4.1.2 治则治法

赶风散寒，舒经通窍。

4.1.3 操作方法

患者取俯卧位或伏案坐位。术者将生姜适量擂细，加温水适量成姜汁水，并将姜汁水从颈到骶均匀地涂布于皮肤上；然后用双手从龙节骨两侧自骶至颈翻捏游动皮肤10次。同时，对肩部进行拍按、推揉并点按大椎、肺俞、太阳、印堂、迎香等穴。每日1次，3日为1个疗程。

4.2 小儿肚子痛
4.2.1 概述
土家医小儿肚子痛，相当于中医和西医的"小儿腹痛"。其症多见肚胀肠鸣，大便或溏或秘，或停食作呕；或肚子掣痛，喜温喜按；小便清长，面色萎黄。舌淡，苔白微腻，指纹色淡。
4.2.2 治则治法
疏经补火，理气止痛。
4.2.3 操作方法
家长面对面将小儿抱住。术者在小儿背后，从骶尾到第一胸椎段由上而下行翻背7次，每行1次则轻掐肚干筋1次。然后可配合按揉第八胸椎棘突旁开1.5寸的胃脘下俞穴和内关穴、足三里穴各100次，并可配合小儿肚脐提风疗法。

4.3 小儿停食
4.3.1 概述
土家医小儿停食，相当于中医的"小儿积滞"及西医的"小儿消化不良并发营养不良症"。
4.3.2 治则治法
理气和中，通经下气。
4.3.3 操作方法
小儿由家长面对面抱坐，或治疗床上取俯卧位。术者自骶尾到大椎穴处，行翻背掐筋法7次，按揉中脘，点按揉足三里，并由骶尾至命门段推七节骨60～80次。每日1次，7次为1个疗程。

4.4 小儿走胎
4.4.1 概述
土家医小儿走胎，相当于中医"疳证"及西医的"小儿非特异性消化系统功能低下"。临床多见形体瘦削，面色萎黄，毛发枯萎干燥，精神不振；或躁烦哭闹，睡中磨牙露睛，或喜俯卧。食纳欠佳或嗜食异物，或腹肚胀大，大便不调等。舌淡苔白腻，脉弱或沉细滑，指纹淡或淡紫。
4.4.2 治则治法
益气消积导滞，健脾和胃。
4.4.3 操作方法
患儿取俯卧位或对面抱坐位。术者从骶尾向上到第一胸椎棘突两侧行翻背术10遍，同时掐肚干筋，点按揉肾俞、脾俞、胃俞、足三里、合谷、曲池、三阴交各100转，每日1次，7日为1个疗程。

4.5 痛经
4.5.1 概述
土家医痛经，又叫"小月肚痛"，相当于中医"痛经"和西医"原发性痛经"及"继发性痛经"。经血不通而痛，见于经前疼痛，症状多表现为掣痛、胀病，部分病例兼乳房胀痛、经行则痛减。不荣而痛则多表现为经后疼痛，多见经后空痛或绵绵隐痛，痛处喜按。
4.5.2 治则治法
督调气血，通经止痛。
4.5.3 操作方法
经前不通而痛：患者俯卧位。术者从颈背而至骶尾，行翻背掐筋法7遍，再点按揉十七椎和次髎各100次。每日1次，经来痛止则暂停治疗。

经行或经后不荣而痛：患者取俯卧位。术者从骶尾向肩颈方向行翻背掐筋疗法5次，并点按揉肾俞、脾俞、三阴交、足三里、关元、气海、太溪各100转。每日1次，5日为1个疗程。休息1天后可重复治疗，每个月经周期治疗 2～3 个疗程。

4.6 颈根痛
4.6.1 概述
土家医颈根痛，相当于中医"颈痹""落枕"和西医的"颈椎退行性病变""颈部软组织间接暴力损伤"。其症多见颈根强直拘挛，运动失利，肩臂麻木疼痛，头晕目眩，转头加重，头痛或半边头痛，脚杆无力，颈根有压痛点，得热症减，遇冷加重，舌淡苔白，脉浮紧或弦紧。

4.6.2 治则治法
赶寒舒筋，通气活血，补火填精。

4.6.3 操作方法
患者取坐位，术者立于患者背后，从腰骶向上至后发际用翻背法 5 次，从肩及颈到后发际用翻背法 5 次，并用双手大鱼际揉颈部两侧，以食指点按天柱、外劳宫、列缺、外关、肩井、肩髃等穴。

4.7 腰杆痛
4.7.1 概述
土家医腰杆痛，相当于中医的"腰痹"和西医的"腰肌劳损"引起的腰杆痛。其症多见腰杆肌肉酸痛或掣痛或刺痛，受冷或活动时加重，龙节骨两侧有压痛点。舌淡苔白，或舌下脉络略青，脉弦涩或弦滑。

4.7.2 治则治法
疏通络脉，赶气行血。

4.7.3 操作方法
患者取伏案坐位或俯卧位，患处消毒后涂以对症选用的介质。从肩背向下到骶尾，行翻背法 10 次，术者每翻背 1 次，用双手掌根按揉患处。同时可配合委中、承山、双手腰痛穴的点按。每日 1 次，7 次为 1 个疗程。

5 禁忌证
急性热性疾病，年老体弱，严重心脑血管疾病、凝血障碍和晚期糖尿病及严重骨质疏松症等患者忌用本法治疗。

6 注意事项
a）对小儿施用翻背掐筋疗法时，要求力度适中。因小儿皮肤娇嫩，用力过重易引起损伤。
b）皮肤有疮、疱、溃疡及褥疮患者应先行治疗，愈后才能施行翻背掐筋疗法。

7 异常情况及处理措施
偶因用力过重，反复次数过多而造成组织损伤，出现皮肤发红或疼痛。出现上述现象时，宜暂停治疗，一般休息 3～5 天，症状即可消失；也可酌情选用散血止痛药物涂敷疼痛、发红、青紫之处。

团 体 标 准

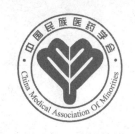

T/CMAM T17—2019

土家医医疗技术操作规范
土家医扯罐（米梯苦哈诊业细）技术

2019-12-30 发布　　　　　　　　　　　　　2020-06-30 实施

中国民族医药学会 发布

土家医医疗技术操作规范 土家医扯罐（米梯苦哈诊业细）技术

1 术语和定义

土家医扯罐（米梯苦哈诊业细，miv tix kux har zenx ninx xif）技术，俗称"拔罐疗法"，分为扯火罐、扯热水罐、扯针罐、扯药水罐，民间又称"打呼罐""拔罐"。土家医扯罐器具以竹罐、陶罐、磁罐为主，现代以玻璃罐、有机玻璃罐为拔罐器具。其原理是利用燃烧的热力排出罐中空气而产生负压，使火罐吸附于体表，利用热力的温通作用和对局部的温热刺激作用，以及造成被扯火罐部位的皮肤充血或瘀血，进而产生治疗性刺激的一种传统疗法。

此技术具有温通经脉、赶气散寒、赶风、消肿、止痛、活血、退热、散结、除湿、拔毒等功效。

2 范围

适用于内科、外科、骨伤科、风湿科等多种疾病的治疗。

3 常用器具及基本操作方法

3.1 常用器具

竹罐、牛角罐、玻璃罐、陶瓷罐、有机玻璃罐、瓦针、三棱针、梅花针。

根据病情选择不同的药物，配成不同的药液（如药酒、药水）。

3.2 治疗部位

土家医扯罐疗法的治疗部位分为两种。一般采用病痛之处，相当于中医以痛为腧的阿是穴选取。在一些比较复杂的疾病治疗中，除选取患处为穴外，也根据治疗需要选取相应的远处经验穴。

3.3 操作方法

根据病情，患者选择适宜体位。施术者一手持罐，一手持点火器具，用明火点入罐中，迅速取出，将罐吸负在体表治疗部位。一般吸负5分钟即拔出，拔出时用拇指沿罐边压松，使空气进入罐中方可拔出。

4 常见病操作技术

4.1 毒蛇伤

4.1.1 概述

毒蛇伤，因毒蛇咬伤所致疾病。毒蛇咬伤是医学危重急症之一，其治疗必须争分夺秒。在蛇伤治疗中，拔出蛇毒，尽最大可能减少侵入机体的毒量，减轻蛇毒对机体的危害。

4.1.2 治则治法

解毒排毒，凉血。

4.1.3 操作方法

将患者伤处从近心端使用头发，或丝线，或布带，或藤条用力捆扎，每15分钟松解1次约半分钟。尽量让伤处低于心脏水平，减少血液回流，阻止毒气向心蔓延。就近移到平稳处，用清水、生理盐水或醋等冲洗患处，针具常规消毒，在每个牙痕周围刺三个针孔，按上呼罐进行扯罐排毒。同时，术者不断用双手醮取蛇伤药汁从近心端向远心端的伤处用力赶抹，每3~5分钟起罐，清洗血污。如此反复操作，直至针孔排出正常的血色鲜红如常为止。

4.2 外力挺伤
4.2.1 概述
土家医外力挺伤，相当于中医的"跌打损伤"及西医的"闭合性软组织损伤"。泛指机体直接接受外界暴力作用，引起骨折和开放性伤口的外伤。症见患处肿胀青紫，无明显发热，胀痛或鸡啄样疼痛，动则疼痛加重，舌黯淡有瘀斑，舌下络脉怒张，苔腻微黄，脉弦涩。

4.2.2 治则治法
拔除恶血，消肿止痛。

4.2.3 操作方法
患者取适当体位，充分暴露患处。常规清洗消毒，患处外涂麻筋止痛药酒，药干再涂，持续15～20分钟。术者以止血钳轻按患处，疼痛不强烈时，用梅花针或三棱针在患处快速叩刺，用口径大小适中的呼罐扯罐。待5～7分钟后，将呼罐取下，消毒纸巾揩去血污，患处涂布麻筋止痛药酒，然后再选相同的干净呼罐扯罐。如法反复扯罐多次，待到针孔抽出液呈淡黄透明的清液则停止扯罐，患处再次以75%酒精消毒，外敷治疗挺伤的草药。

4.3 冷风气肿痛
4.3.1 概述
土家医冷风气肿痛，相当于中医的"寒湿痹阻证"及西医的"风湿性关节炎"。出现患处肿胀疼痛重着，皮色如常，皮温正常或略冷，活动受限，得温痛减，遇冷加重，舌淡，苔白，脉沉弦缓。

4.3.2 治则治法
温经散寒通脉，祛瘀除湿，消肿止痛。

4.3.3 操作方法
根据病情配制药物，加水煮罐。患者以适当体位充分暴露患处，选取肿胀最甚、按压时疼痛最剧处为治疗点。梅花针叩刺3～5次，力度以部分针孔出小血点为宜，用热水罐法扯罐，也可用药罐闪火法施治。

煮罐药物方：三百棒30g，五加风15g，七爪风20g，小荆芥15g，岩川芎10g，巴岩香25g，铁脚七12g，马蹄香10g，生姜3片。加水煎煮，用于寒性煮罐或患处熏洗。

4.4 脚气痛风
4.4.1 概述
土家医脚气痛风，相当于中医的"风湿热痹"及西医的"尿酸增高性痛风"。其症多从脚起病，局部红肿发热，胀痛或鸡啄样疼痛，疼痛剧烈，日轻夜重；舌红，苔黄腻，脉滑数。

4.4.2 治则治法
拔毒泄火，消肿止痛。

4.4.3 操作方法
患者取端坐位。疼痛剧烈者，先用麻筋止痛药外涂，然后用梅花针叩刺患处，行闪火扯罐法，或抽气扯罐法。扯罐吸力先轻后重，以患者能忍受为度，每次半小时，然后外敷草药。

外敷处方：土大黄、红阳球、山慈菇、羊角七、凉水叶。俱用鲜药，共捣碎外敷患处，干则润以冷开水。

4.5 风寒头痛
4.5.1 概述
土家医风寒头痛与中医同名，相当于西医的"感冒头痛"。症见恶寒发热，头额强痛，口淡不渴，舌淡，苔薄白，脉浮紧或濡缓。

4.5.2 治则治法
祛风通经，拔寒止痛。

4.5.3 操作方法
患者端坐，取前额八卦穴上方、颈部、肩部等，以闪火罐、扯火罐、热水煮罐法治疗。颈肩部可用游罐手法。

5 禁忌证
a）高热神昏、强直抽搐者，心力衰竭者，恶病质和极度消瘦，皮肤失去弹性，以及皮肤由过敏、水肿、破损溃疡者禁用。

b）正常的判断辨别能力缺失、狂躁不安的精神病患者，妊娠4个月以上者禁用。

c）严重感觉障碍者，患有严重心脑血管疾病，或肝肾功能衰退、躯体浮肿，或有凝血障碍的出血性疾病，以及大血管周围慎用。

d）眼睛、耳朵、乳头、前后阴及怀孕妇女的腹部、腰骶部，儿童和年纪较大老人慎用。

6 注意事项
a）室内温度宜25℃左右，防止着凉。冬春季扯罐应注意与治疗无直接关系的部位尽量不暴露，以防感受风寒。治疗时切忌冷风直吹，尤其是治疗部位。

b）扯罐部位尽量选择肌肉丰满、皮肤弹性好、毛发少，以及敏感反应点多的部位。如系扯罐拔毒，可用刀片剃去毛发后再扯罐。皮肤有破损、瘢痕、赘生物等处，或骨头隆起突出、肉少皮薄筋多之处均不宜扯罐。同一部位再次扯罐时，需待前次扯罐留下的瘀斑消退后才能进行。

c）一般是在饭后1～2小时进行，应避免在过饱、过饥、过劳时扯罐。放针扯罐前，应详细询问患者是否有精神心理疾病，有无应激性疾病史、晕针史，有无心脏血压异常、凝血障碍等疾病。针砭时，尽量转移患者注意力以减轻痛苦。

d）应去除净罐中的热水珠，以免烫伤皮肤。扯罐时，动作要求稳、准、快。闪火法扯罐时，引火物不能落入罐中，火焰不能在罐口处灼烧，以免烫伤皮肤。

e）扯罐治疗过程中，患者不能随便移动体位，以防呼罐滑脱。扯罐部位当日不能遇水，以防感染。放针扯罐后，治疗部位应每日消毒，三日内不可用冷水清洗。

f）取罐时，切忌硬性拉扯，以防扯伤皮肤。使用口吸罐换气间歇，舌头抵压抽气孔时要绷紧用力，以免吸力拉伤术者舌尖。

g）治疗慢性寒性疾病时，留罐时间可稍长于其他疾病，以达到"留罐祛寒毒"的临床效果。急性热病用泻拔性扯罐法时，可用闪罐法，短时间连续多次扯罐，以达到"透气散热"的目的。病情重、病位深及疼痛性疾病的扯罐时间宜适当延长，病情轻、病位浅及麻痹性疾病的扯罐时间可适当缩短。肌肉丰满、皮肤厚实的部位扯罐时间宜稍长，肌肉瘦削、皮肤薄软的部位扯罐时间宜适当缩短。冬春季节天气寒冷时，扯罐时间可适当延长；夏秋天气炎热时，扯罐时间宜酌情缩短。

7 异常情况及处理措施
a）扯罐治疗过程中偶见晕针、晕罐现象，及时拔除针罐，保持轻松表情，并让患者舒适平卧休息，给予温热的白糖水喝。如发生晕厥时，则以指代针掐按人中、素髎、合谷、内关、太冲、足三里等穴位。

b）治疗过程中偶见皮肤起水疱时，一般细小水疱不需做特殊处理，待其自然吸收即可。如水疱较大，则用消毒针从水疱下方挑破放水，涂以消炎药膏。偶因治疗不慎引起皮肤轻微烫伤，可涂以烧伤膏处理。

c）取罐后，皮肤出现潮红或瘙痒者，患者不可用手乱抓乱挠，休息3～5小时或数日后可自行消退。拔罐后如出现溶血反应，可用中西药、土家药对症处理。

团 体 标 准

T/CMAM T18—2019

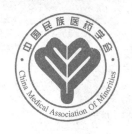

土家医医疗技术操作规范
土家医放血（摸也坡诊业细）技术

2019-12-30 发布　　　　　　　　　　　　　2020-06-30 实施

中国民族医药学会　发布

土家医医疗技术操作规范 土家医放血（摸也坡诊业细）技术

1 术语和定义

土家医放血（摸也坡诊业细，miev pov zenx nier xif）技术，是用土家医"瓦针"、小刀尖、银簪尖、麝针或三棱针刺破人体的特定穴位或体表小静脉，放出少许血液而治疗疾病的一种土家医传统外治方法。

此技术具有赶气排毒、消肿止痛、泻火解毒、通经祛风等功效。

2 范围

适用于小儿走胎、中风、中暑、小儿惊风、麦拉肿（尚未化脓）、疔疮、夹压闪挫腰痛等病证的治疗。

3 常用器具及基本操作方法

3.1 常用器具

三棱针或瓷瓦针，也可用注射针头、缝衣针代替；竹罐或玻璃罐（拔罐类）。

3.2 治疗体位

根据放血治疗部位的不同，相应地选择坐位、俯卧位、仰卧位、侧卧位等。

3.3 操作方法

暴露放血治疗部位，用酒精或络合碘消毒。术者双手消毒，一手持消毒针快速刺破皮肤，另一手做提、捏、推、按等辅助动作，放出少量血液或黏液。针刺放血后，行局部消毒，用棉球擦干血液。

3.3.1 点刺法

针刺前，在选定的针刺部位，用大拇指和食指从上至下，向选定的针刺点推按，使周围血液向放血下针点汇集。常规消毒，以大拇指、食指和屈曲的中指夹持固定被刺部位，另一手的大拇指、食指和中指夹握固定针具。根据预定刺入深度，以中指卡定针锋露出的长度，用针对准放血部位迅速刺入 1.5～3mm，然后迅速取出，放出少量血液或黏液。

3.3.2 挑刺法

根据治疗需要，选定针挑放血点，常规消毒。术者以一手的大拇指和食指按压或夹持固定治疗点，另一手持针快速斜刺入皮肤或血筋 0.1～0.2cm，并且向上方挑破皮肤，放出少量血液或黏液；也可根据治疗需要，适当增加刺入深度，并将皮下白色筋膜挑断，然后出针，以消毒敷料加以敷盖。

3.3.3 散刺法

散刺法，又叫"梅花刺"或"豹纹刺"，为点刺法之一种，是对治疗部位进行多个点刺的放血方法。一般可点刺 3～20 针，由病变外缘环形向中心点刺，必要时可加用扯罐法配合治疗，以增强疗效。

4 常见病操作技术

4.1 蛾子症

4.1.1 概述

土家医蛾子症，相当于中医的"急乳蛾"及西医的"急性扁桃体炎"。因喉咽部双侧咽扁桃体肿大，与天舌头（悬雍垂）一道，张口观之如飞蛾形而得名。一侧肿大者称"单蛾"，两侧俱肿者称

"双蛾"。严重者，肿大成脓的疡子有黄白色脓汁，说话震动亦感疼痛加剧。临床多见身热口渴，咳嗽痰黄，大便不畅，小便黄少，舌红苔黄，脉洪数。

4.1.2 治则治法

赶火败毒，消肿止痛。

4.1.3 消蛾散处方及制备

取陈年旧房壁上的母子窝（又叫壁钱）7～10个，青瓦上文火焙焦，加冰片少许，共研为末备用。

4.1.4 操作方法

患者取坐位，头向上微仰，张口暴露喉咽部；或仰卧位，张口，暴露治疗点。选取肿大疡子中最红或有黄白点处为放血处。术者取经消毒的长针或磨制的银簪锋，点刺选定的放血点，要求快进快出，深浅适中，以出血为度。然后以竹管将消蛾散吹在肿大的"蛾子"上，口中流涎则吐出，并可配合手少商和商阳放血治疗，每日1次。

4.2 小儿走胎

4.2.1 概述

土家医小儿走胎，相当于中医"疳证"及西医的"小儿消化不良并营养不良症"。临床多见形体瘦小，面色萎黄，毛发枯萎干燥，精神不振；或躁烦哭闹，睡中磨牙露睛，或喜俯卧；食纳欠佳或嗜食异物，或腹肚胀大，大便不调等。舌淡，苔白腻，脉弱或沉细滑，指纹淡或淡紫。

4.2.2 治则治法

消积导食，健脾和胃，益气补血。

4.2.3 操作方法

家长从患儿身后将其抱定，并腾出一手固定患儿一侧手杆。术者常规消毒患儿食指、中指头、小指头、手指儿；一手握针，一手握住患儿四指末节固定。一边配合家长逗哄患儿，分散其注意力，取四指中节横纹中最黄点或中点，点刺出血或出浆液，并将血液和浆液挤净，再消毒一遍即可。要求每指只能刺一针，深度以放出浆液和血液为度，进针、出针速度要稳、准、快，以减轻疼痛。

4.3 夹压挺伤停血

4.3.1 概述

土家医的夹压伤，相当于中医"挤压伤"和西医的"外力撞击伤血肿"。其症多见伤处青紫肿痛；严重者出现患处发火，身发冷热，口苦尿黄，甚至二便不利。舌红有瘀斑，苔黄，脉弦涩，发火者见数脉。

4.3.2 治则治法

排血毒，活血消肿止痛。

4.3.3 操作方法

患者根据伤情，选择相应体位，局部常规消毒，在伤处涂抹麻筋止痛药酒，药干再涂，约半小时。术者一手固定伤处，另一手持放血针，避开血筋和麻筋散刺放血，同时配合扯罐治疗。放针的深度视血肿程度而定：如血肿严重，针刺酌深，针口酌大；血肿轻微，则以刺透皮肤为宜。扯罐时，每扯一次，用酒精洗去血污并消毒，再涂麻筋止痛药酒1次，即行下一次扯罐放血。一般扯罐三次，以针孔流出血污渐少，继之淡黄色液体为度。

5 禁忌证

a）施术部位或全身有感染、发热，或有重要血管及神经者禁用。

b）有出血、凝血功能异常及体质虚弱者禁用。

6 注意事项

a）采用放血扯罐法针刺蛇伤，只宜围绕牙痕 3～5 针，不可散刺。

b）进行扩创排毒时，深度不宜伤及肌层，创口不宜过宽。

c）采用烧烫灸灼法时，只适宜蛇伤后半小时以内的急救化毒。蛇毒已扩散者则不宜使用，并且烧灼范围不宜过宽，火力不宜过猛，以免引起深层组织损伤。

7 异常情况及处理措施

a）出现皮肤过敏者，停止针刺及拔罐，局部过敏可外涂抗过敏药膏或用扛板归、柚子嫩芽、油茶芽、马齿苋等鲜药捣汁外涂；全身性过敏者，可内服或注射抗过敏药物。

b）出现出血异常或皮肤破溃时，应立即停止治疗，并对症处理。出血不止或出血量大者，应压迫止血；也可用具有止血作用的金鸡尾、水竹七（见血清）、三百棒鲜叶、白及、血当归、毛蜡烛、炒飞狐粪等捣细外敷并适当加压包扎。

c）出现晕针、晕血现象时，应立即停止治疗，并让患者平卧休息，给予温开水或温白糖水。对患者多加安慰，消除紧张心理。严重者，掐人中、内关、合谷等穴醒神止晕。